ANTONIO PALLADINO

DENTI PERFETTI

Come Sconfiggere Definitivamente La Paura Del Dentista ed Avere Denti Sani e Splendenti Attraverso L'Implantologia Computer Guidata

Titolo

"DENTI PERFETTI"

Autore

Antonio Palladino

Editore

Bruno Editore

Sito internet

http://www.brunoeditore.it

Sommario

Prefazione

Questo libro parla di un problema atavico: la paura del dentista.

Nello specifico Dottor Antonio Palladino ci spiega in maniera chiarissima come la tecnologia oggi ci venga incontro e ci consenta di andare dal dentista con lo stesso umore con cui andiamo in una spa.

Attenzione però. La tecnologia funziona nelle mani giuste. E Antonio è una di quei professionisti che lavora e si aggiorna con passione ed entusiasmo. Penso che queste due doti unite ad una forte determinazione siano le sue caratteristiche principali.

Molte persone hanno ormai rinunciato a sorridere. Questo solo perché si ha paura nel recarsi dal dentista. In questo testo vengono esposti gli innumerevoli vantaggi fisici e psichici che una persona ha con il semplice atto di sorridere.

Oggi si può progettare una nuova dentatura al computer. Con l'implantologia computer guidata tu entri dal dentista ed esci dopo qualche ora con impianti dentali e denti fissi nuovi, senza tagli sulle tue gengive.

Leggendo questo libro ci si rende conto di come l'attività del dentista sia cambiata nel tempo; di quanto la tecnologia sia entrata a gamba tesa in questo campo. Come in tutte le attività, chi non si aggiorna e sta al passo con i tempi è fuori dal mercato. Oggi può essere rilevata in pochi secondi l'impronta dei tuoi denti con un semplice scanner intraorale.

Insomma, se sei tra quelli che pensano che sia meglio coprirsi la bocca quando si sorride piuttosto che andare dal dentista, leggendo questo libro ti ricrederai.

Buona lettura.
Alfio Bardolla

Introduzione

Sono Antonio Palladino, un odontoiatra e protesista dentale o, come più comunemente detto, un dentista. Vivo da sempre in Puglia a Barletta e ho 34 anni. Da ragazzino ero il solito bambino che faceva disperare le maestre. "Suo figlio è troppo vivace. Ha delle ottime capacità ma non si applica". Questa era la solita frase che i miei genitori ascoltavano quando si presentavano ai colloqui a scuola con i docenti.

Sono cresciuto con la passione del calcio. Passavo i pomeriggi nel campetto da calcio fuori casa con i miei amici. Le partite cominciavano appena finiti i compiti, quindi il prima possibile e terminavano quando mia madre mi chiamava dal balcone di casa per dirmi che la cena era pronta in tavola. In più c'era la scuola calcio. Tanti pomeriggi passati su un campo polveroso e sconnesso di terra battuta, tante amicizie nate e tanti insegnamenti ricevuti.
Il calcio era il mio punto debole. Solitamente quando arrivava la mia pagella scolastica a casa, mio padre si incavolava. Il solito ricatto era: "O ti impegni a scuola o non vai più a giocare a calcio".

In genere funzionava benissimo. Infatti, il secondo quadrimestre scolastico era caratterizzato da voti di gran lunga superiori al primo. Ricordo di un pomeriggio passato dalle due a mezzanotte a studiare i tempi verbali latini.

Mio padre era stato fin troppo chiaro. Rischiavo di perdere la partita di domenica del campionato con la scuola calcio. A fine anno il mio voto in pagella in latino passò dal 4 del primo quadrimestre ad un sorprendente 8, tanto che il professore mi prese come esempio più volte davanti agli altri studenti.

Intorno al quarto liceo iniziai a capire che la mia passione per il calcio non era accompagnata da particolari doti tecniche nascoste. Iniziai a capire che non avrei mai giocato in nazionale, che non avrei mai vinto la coppa del mondo di calcio e che avrei dovuto iniziare a pensare a cosa avrei fatto da grande. Scartai la prima ipotesi che era quella elaborata quando avevo 5 anni, cioè di fare il pensionato con la Ferrari.

Troppo basse le pensioni in Italia. La mia scelta si orientò subito su qualcosa in ambito medico. Questo suscitò subito una certa sorpresa in mio padre dopo che per tutta la mia carriera scolastica si era sgolato più volte per convincermi a studiare. Mi diceva che medicina o odontoiatria erano due facoltà impegnative.

Per raggiungere la laurea avrei dovuto studiare tanto e visto che io non eccellevo per la volontà nello studio, sarebbe stato meglio scegliere altro. In più i test di ingresso erano, e sono tutt'oggi, molto selettivi. In realtà fui molto testardo. Capivo al contempo che la testardaggine da sola non sarebbe bastata. Decisi così di rimboccarmi le maniche. Iniziai a prendere lezioni private per prepararmi ai test di ingresso. Contemporaneamente studiavo per conseguire la maturità.

La mia giornata tipo era: mattina scuola, dalle 15 alle 18 facevo i compiti per il giorno dopo a scuola, dalle 18 alle 20 andavo ad allenarmi con la squadra di calcio e dalle 20,30 alle 23 prendevo ripetizioni. Per fortuna sulla mia strada ho incrociato questo professore che mi dava ripetizioni per il quale gli orari non erano un problema. A volte ci siamo visti anche più tardi terminando la lezione in piena notte.

Non c'era nulla che in quel periodo riusciva ad avere la precedenza sulla preparazione ai test di ingresso. Era diventato per me l'obiettivo principale. Ero totalmente focalizzato su quello: passare il test di ingresso. Fosse stato medicina o odontoiatria poco mi importava. La cosa fondamentale era vincere questa sfida con me stesso.

A luglio conseguì la maturità con 84. Sinceramente poco mi importava, in quanto tutte le mie attenzioni erano rivolte a settembre, mese in cui c'era il test d'ingresso. Con sommo stupore ma fiero di me stesso, riuscì a passare entrambi i test di ingresso. Addirittura in quello di odontoiatria risultai tredicesimo su circa 2000 persone. Il 13 tra l'altro è il mio numero fortunato.

Ora avevo addirittura la possibilità di scegliere. In cuor mio non avevo dubbi. Essendo praticamente nato in uno studio dentistico, scelsi di iscrivermi ad odontoiatria. Dico questo perché mio padre è dentista. Quando ero bambino avevo l'abitudine un giorno a settimana di andare a trovare mia nonna che abitava nello stesso stabile in cui c'era e c'è lo studio dentistico di mio padre.

Dopo essere stato da mia nonna, aspettavo in studio che mio padre finisse di lavorare. A volte davo una mano andando ad aprire la porta quando il campanello squillava o rispondendo al telefono. Per questo l'ambiente dello studio dentistico mi è stato sempre familiare.

Dal punto di vista degli studi, la vita universitaria è stata completamente diversa da quella delle scuole medie e del liceo.

Dai voti stentati, dalle note scolastiche alle grandi soddisfazioni universitarie. In realtà penso che la motivazione di questo mio cambiamento sia da ricercarsi nell'interesse. Quando ero piccolo non avevo interesse a studiare ma pensavo ad altro. Durante l'università amavo ciò che studiavo. Studiavo per passare gli esami ma studiavo anche altre libri e argomenti che pensavo mi potessero risultare utili per il mio futuro lavoro.

Passavo la giornata in biblioteca a studiare quello che i professori richiedevano per superare gli esami e riservavo le circa due ore di treno nel tragitto casa università e università casa a studiare quello che mi interessava. Gli studi universitari sono proseguiti alla grande. Mi sono laureato a Bari nel 2009 a 24 anni non ancora compiuti con 110 e lode e menzione accademica.

Come accennato prima, provengo da una famiglia con una tradizione di dentisti, mio padre è dentista e mio nonno allo stesso modo era dentista. Io porto il suo nome. In realtà non l'ho mai conosciuto, purtroppo, in quanto è morto quando mio padre aveva circa 18 anni ed io non esistevo minimamente. Tutti ancora oggi me ne parlano molto bene.

Mi è capitato più di un paziente in studio che è stato trattato prima da mio nonno, poi da mio padre ed infine da me. Questa cosa quando è capitata mi ha riempito di orgoglio anche perché è stata accompagnata da bei aneddoti su di loro.

Subito dopo la laurea non avevo le idee chiare su cosa fare. In ambito dentistico ci sono tante branche. Decisi così di cominciare a frequentare alcuni studi dentistici per osservare e capire cosa mi appassionava di più. Sin da subito capì che ciò che mi dava maggiore soddisfazione, mi appassionava maggiormente era la chirurgia dentale.

Decisi così di andare due settimane a Stoccolma in Svezia, la patria dell'implantologia dentale presso un grande studio privato. In realtà pur non capendo molto bene l'inglese, per me questa fu una esperienza molto formativa. Tra l'altro incontrai delle persone molto simpatiche e competenti. Ricordo che per ricambiare la loro gentilezza decisi di cucinare per loro.

Gli svedesi probabilmente pensano che tutti gli italiani sappiano cucinare. Ebbene, io sono un disastro in cucina. Ricordo ancora il tentativo di friggere delle olive andato malissimo. Tuttavia, benché fosse tutto immangiabile, loro gradirono e mangiarono tutto. Dopo quell'esperienza ho fatto diversi corsi di implantologia e protesi dentaria, anche fuori dall'Italia.

Nel 2010 ho cominciato a lavorare presso il mio studio a Barletta. La mia vita si divideva tra il lavoro e i corsi di formazione. Quasi ogni fine settimana ero fuori per formarmi e la passione per la chirurgia e l'implantologia continuava a crescere. Al contempo notavo che la gran parte dei pazienti era riluttante all'idea di mettere "una vite nell'osso".

Erano convinti che fosse una esperienza dolorosa. Avrebbero sofferto durante l'intervento e soprattutto nei giorni seguenti. In realtà sappiamo bene che non è così o per meglio dire la maggior parte degli interventi fatti in bocca possono dare al massimo come conseguenza un po' di dolore e gonfiore post-operatorio ma nulla di più.

Purtroppo nella mente dei pazienti il dentista è visto sempre come qualcosa di spiacevole. Una delle affermazioni classiche che mi facevano i pazienti era: "È stato un piacere conoscerla Dottore ma spero di non vederla più in studio, magari al difuori con piacere…".

Possibile che nel terzo millennio si deve ancora avere paura del dentista? Possibile che ancora oggi milioni di persone rinuncino a curarsi perché hanno paura di farsi mettere le mani in bocca? Possibile che qualcuno preferisca non sorridere per non far notare i denti mancanti piuttosto che mettere degli impianti dentali? Queste erano solo alcune delle domande che mi ponevo all'epoca e che mi pongo anche oggi.

In quel periodo si cominciava a parlare sempre più di implantologia *flap less*, cioè implantologia senza tagli, e chirurgia computer guidata. Queste venivano presentate dalle case produttrici come qualcosa di molto semplice. Bastava fare una radiografia 3D alle ossa mascellari del paziente e prendere una impronta delle sue arcate dentali. Quest'ultima veniva poi scannerizzata e sovrapposta virtualmente alla radiografia.

In quel modo il medico si ritrovava sul computer la bocca virtuale del paziente: le sue ossa, le sue gengive e i suoi denti. Poteva, quindi, progettare al computer l'inserimento degli impianti, calibrare la lunghezza, il diametro e l'inclinazione migliore degli impianti dentali. In una sola seduta poi il medico avrebbe inserito gli impianti e direttamente i denti fissi nella bocca del paziente.

Quindi, nessun taglio e nessuna lunga attesa senza denti. Tutto straordinario. Tra l'altro questa tecnica univa due delle mie passioni maggiori: la tecnologia e l'implantologia. In realtà per l'odontoiatra era ancora qualcosa di molto complesso. Richiedeva diversi appuntamenti per preparare il paziente ad una radiografia che avrebbe dovuto fare dal radiologo, e che molti sostenevano fosse molto imprecisa.

In alcuni casi poi con il radiologo non ci si capiva e la radiografia veniva svolta non correttamente. A quel punto, senza grande felicità del paziente, quest'ultimo doveva ritornare nuovamente dal radiologo per rifare la radiografia. Insomma all'apparenza sembrava tutto semplice ma nella realtà era qualcosa di molto articolato e complesso, difficilmente rendibile routinario. Alcuni colleghi, poi, mi dicevano che: "Se non tagli la gengiva e non vedi l'osso non puoi essere preciso".

Tuttavia sono abbastanza testardo e quindi non mi lasciai convincere da questi colleghi. Nel dubbio decisi di frequentare diversi seminari sull'argomento.

Con il passare del tempo iniziavo a capire sempre più i pregi e i difetti di questa tecnica. Soprattutto iniziavo ad immaginare cosa si sarebbe potuto fare per perfezionarla ed eliminare questi difetti. Anzitutto il sistema andava snellito e reso semplice. Ogni innovazione prende piede se semplifica la vita dei propri utilizzatori. La soluzione era, quindi, quella di dotarmi di un apparecchio radiografico per radiografie 3D direttamente in studio, detto *"Cone Beam"*.

All'epoca per me fu un investimento esagerato, il classico passo più lungo della gamba. In realtà iniziai sin da subito a capire di aver fatto una scelta azzardata ma giusta. I pazienti apprezzavano molto questa nuova tecnologia. Mi piaceva e mi piace tutt'ora mostrare loro le proprie radiografie e commentarle. Non da sottovalutare la comodità per i pazienti di poter svolgere tutto in un'unica struttura, senza essere rimpallati tra dentista e centro radiologico.

Non dover recarsi dal radiologo per prendere appuntamento per fare la radiografia; non ritornare dal radiologo per fare la radiografia; non tornare nuovamente dal radiologo per ritirare il referto;non andare dal dentista per portare la radiografia. Tanti passaggi, tanti giorni persi che con un apparecchio radiografico nello studio dentistico vengono eliminati a vantaggio del paziente.

Altro scoglio da superare era quello delle impronte dentali. Infatti alcuni pazienti tollerano ben poco la pasta da impronta in bocca.

L'implantologia computer guidata è una tecnica che si fonda sulla precisione. Cominciare con un'impronta imprecisa, presa al volo perché al paziente viene da vomitare non era la partenza migliore.

In quel periodo cominciavano ad uscire in commercio gli *scanner intraorali*. Una sorta di telecamerine intraorali a forma di penna che senza l'ausilio di paste da impronta erano in grado in pochi secondi di scannerizzare la bocca del paziente. Tutto molto bello. "Ma saranno precise?". Questa era la domanda che mi ponevo. Gran parte dei colleghi me li sconsigliavano.

Dicevano che non erano precisi, che avrei perso troppo tempo per prendere una impronta. Un collega addirittura mi disse che ci aveva messo 28 minuti a prendere un'impronta dei denti con lo scanner. E poi costavano tanto, troppo. Questo era un dato oggettivo. Anche in questo caso decisi di non fidarmi dei pareri altrui ma di informarmi e di provare.

Notai che per prendere un'impronta in 28 minuti con lo scanner devi essere un analfabeta nell'uso dei computer, per usare un eufemismo. Per farla breve decisi di acquistare anche lo scanner intraorale. Feci quasi prendere un colpo a mio padre per il prezzo pagato ma ero convinto della scelta che avevo fatto. Dopo qualche mese di attesa, il mio studio era fornito anche di scanner intraorale.

Ora avevo tutti gli strumenti che mi servivano per fare una implantologia diversa, una implantologia che piace al paziente. La forza per proseguire me la diedero i primi due pazienti che trattai con questa tecnica. La prima era una signora molto simpatica ma al contempo molto impaurita e con una situazione dentale pessima. In sostanza doveva togliere tutti i denti superiori ormai malconci e sostituirli con degli impianti. L'intervento andò alla grande.

Tempi brevi, nessun dolore e sin da subito un bellissimo sorriso. Ma quello che mi colpì fu il pianto della signora nel vedersi allo specchio. Erano lacrime di gioia. La signora non smetteva di ringraziarmi. Per me fu una forte emozione. Lei era venuta timorosa, incredula e ora usciva dal mio studio entusiasta e felice.

Il secondo paziente fece un intervento molto simile a quello della signora. Premetto che questo paziente non lo conoscevo. Ebbene questo paziente a fine intervento mi abbracciò forte e mi ringraziò.

Queste esternazioni dei pazienti e queste emozioni che mi hanno fatto provare, per me sono state un forte input a proseguire. In realtà quelle lacrime o quell'abbraccio valevano più del riconoscimento economico.

Da allora ho deciso di dedicarmi quasi esclusivamente a questo. Regalare quello che per alcuni è un sogno. In realtà io non prometto nulla di irrealizzabile. Come diremo più avanti, non tutti i pazienti possono fare questo intervento immediato e senza tagli. Ci sono delle condizioni ossee da rispettare. In presenza di queste si può procedere con questo intervento.

Ciò che fa la differenza è la tecnologia. Avere tutti gli assi nella manica dal punto di vista tecnologico consente di trattare i pazienti al meglio dando perciò risultati che spesso vanno oltre le aspettative dei pazienti. Nel corso degli anni ho notato visitando tanti pazienti che molti erano all'oscuro dell'esistenza di molte tecnologie e tecniche presenti in ambito dentale.

Vedere prendere un'impronta con lo scanner per loro è stato come andare sulla luna. Un qualcosa che non pensavano fosse realizzabile. Altra cosa, molti pazienti vivevano di luoghi comuni. Ad esempio, quando proponevo di inserire un impianto molti mi rispondevano: "Ma è doloroso". Evidentemente non conoscevano le tante tecniche microchirurgiche oggi presenti, che consentono di inserire un impianto dentale in pochi minuti ed in maniera pressoché atraumatica.

Altra frase tipica era ed è: "Avrei tanto voluto mettere dei denti fissi ma mi hanno detto che non ho osso". In realtà in gran parte dei casi questo non è vero. Spesso questa affermazione viene fatta senza aver visionato una radiografia *Cone Beam,* ovvero una radiografia tridimensionale che in pochi minuti ed in maniera inequivocabile ed oggettiva, ci dice se il paziente ha un osso adatto o meno a mettere degli impianti dentali e quindi a poter poi avere dei denti fissi.

Ebbene in gran parte dei casi questo è possibile grazie alle numerose tecnologie a disposizione. Su tutte, l'implantologia computer guidata, che consente di scegliere con precisione le zone dove è più indicato inserire un impianto, sceglierne il diametro e la lunghezza migliore nonché l'inclinazione più consona ad ottenere una stabilità maggiore della protesi dentale.

Notando che gran parte dei pazienti non conosceva tante tecniche odontoiatriche esistenti e tante tecnologie oggi utilizzate, ho cominciato a pensare che fosse necessario divulgarle in qualche modo. Il primo passo è stato realizzare un blog su internet attraverso cui periodicamente vengono realizzati da me degli articoli informativi sulle ultime novità in ambito odontoiatrico. Per chi fosse interessato il sito è: www.implantologiapalladino.it

Con il tempo questo blog è diventato sempre più ricco di informazioni. Inoltre il riscontro dei pazienti è stato notevole. Anche pazienti che vivono a centinaia di chilometri da me, spesso mi contattano anche solo per un consiglio. Questo da un lato mi responsabilizza nel curare questo blog con attenzione e deontologia e dall'altro mi riempie di orgoglio.

Durante un corso sulla gestione del denaro che un po' per curiosità e un po' per interesse avevo deciso di frequentare, ho avuto l'opportunità di conoscere un uomo dal maglioncino arancione,

Alfio Bardolla. Quest'uomo tra i tanti consigli che mi ha dato, mi ha fatto anche notare come sarebbe stato utile realizzare un libro in cui avrei dovuto spiegare ai pazienti in maniera semplice le opportunità che oggi ci sono in odontoiatria, cose che per me magari sono scontate ma che per tanti pazienti sono assolute novità.

L'utilizzo di internet è sì un canale fondamentale, ma spesso non riesce ad arrivare a tutti. Pensiamo alle persone più in là con gli anni. Anche se oramai gli smartphone vengono usati anche dagli anziani, molti di loro preferiscono molto più leggere un libro cartaceo che un articolo su internet.

Il perché di questo libro sta perciò proprio in questo. Spero di esporvi in maniera semplice ed esaustiva quello che oggi in campo odontoiatrico è possibile fare, con la speranza di eliminare le fobie e i timori che molti di voi hanno e che nella gran parte dei casi sono totalmente infondati.

Capitolo 1:
L'importanza di un sorriso sano

Sorridere è un atto praticamente innato. Basti pensare che già nell'utero materno siamo in grado di farlo. Si è visto che ogni giorno un bambino sorride circa 400 volte. Man mano che cresciamo questa splendida abitudine viene sempre più dimenticata. Basti pensare che solo un terzo degli adulti sorride più di 20 volte al giorno. Alcuni anche meno di cinque volte al dì.

Man mano che cresciamo sorridiamo sempre meno perché a scuola ci insegnano che "il sorriso abbonda sulla bocca degli stolti" o perché ci vergognano o ancora perché abbiamo paura di apparire poco intelligenti. Ma siamo proprio sicuri che sia così? Sorridere è bello. Ci fa stare bene. Una sana risata è in grado di farci dimenticare 1000 problemi.

Nonostante questo, nonostante siamo consci che non ridere nuoce al nostro stato d'animo e quindi anche al nostro stato di salute, limitiamo a volte troppo il ricorrere al sorriso. Vediamo le 10 motivazioni scientifiche per cui sorridere ti farà stare meglio.

Cosa è in grado di fare un sorriso?

- **Migliora l'umore.**

Questo perché produce il rilascio di una sostanza detta endorfina, la quale è in grado di darci un senso di piacere. Appartiene alla famiglia della morfina e mentre quest'ultimo è un farmaco, l'endorfina è una sostanza totalmente naturale, senza effetti collaterali. La quantità di endorfine rilasciata con un sorriso è molto cospicua. Basti pensare che è superiore a quella prodotta con 2000 tavolette di cioccolato e per di più non ti farà ingrassare.

- **Fa vivere più a lungo.**

Abel & Kruger hanno analizzato le foto di 150 giocatori di Baseball del 1952. È stato usato come parametro di riferimento il *sorriso di Duchenne,* sinonimo di sorriso autentico, valutando sia le labbra che i muscoli intorno agli occhi. Dai risultati si è visto che i giocatori che non sorridevano affatto in media hanno vissuto 72 anni; quelli che sorridevano un po' 75 anni e quelli che presentavano il sorriso di Duchenne hanno vissuto in media ben 80 anni.

- **Riduce lo stress.**

Il semplice atto di sorridere può contrastare lo stress indotto dagli ormoni come l'adrenalina e il cortisolo. Il suo effetto se unito a tecniche di respirazione può essere esponenzialmente aumentato.

- **È contagioso.**

È intrinseco nella nostra natura imitare ciò che abbiamo difronte. Se siamo circondati da persone negative e di cattivo umore, facilmente anche noi ci sentiremo nello stesso stato. Al contrario se vediamo una persona sorridente, inconsciamente tendiamo ad imitarla. Non a caso si dice che il sorriso è contagioso. Questo effetto camaleonte è uno dei meccanismi alla base dell'empatia. In uno studio svedese ai partecipanti venivano fatte vedere delle facce di persone sorridenti. Si è visto che inconsciamente questi, non solo replicavano l'espressione vista in foto e quindi tendevano a sorridere, ma provavano anche la stessa emozione. Di conseguenza venivano rilasciati nel loro sangue endorfine, cioè gli ormoni del piacere.

- **Abbassa la pressione sanguigna.**

Questa è una cosa che puoi provare direttamente su te stesso. Misurati la pressione sanguigna. Dopodiché guarda uno spezzone del tuo film comico preferito e poi rimisura la tua pressione sanguigna. Noterai che si è ridotta.

- **Rafforza il sistema immunitario.**

Quando sorridi sei molto più rilassato e tutto il tuo corpo funziona meglio, anche le tue difese immunitarie.

- **Rende più attraenti.**

I ricercatori delle università di Aberdeen e Stirling, in un articolo pubblicato sul giornale "Proceedings of the Royal Society, Biological Sciences", notano che: "Se entrate in un bar e una attraente signorina vi ignora, o sta sorridendo al Brad Pitt di turno seduto all'altra estremità del bancone, probabilmente non sarete ispirati a offrirle un drink. Ma se entrate, e la sua faccia si illumina, probabilmente lo farete.

Le persone sono attratte da coloro che li trovano attraenti: è anche una questione di narcisismo". Secondo Ben Jones del "Face

Research Laboratory", dove è stata condotta la ricerca, il cervello è programmato per individuare sguardi diretti e sorrisi, tanto da investire del tempo per attirare possibili partner con queste caratteristiche. Sorridere e guardare negli occhi, dicono gli scienziati, aumenta di otto volte il livello di attrazione esercitato da un volto.

Tuttavia, avverte Jones, non è il caso di tenere lo sguardo fisso per troppo tempo: "Verrebbe percepito come poco attraente, addirittura come qualcosa che mette paura". Siamo attratti dalle persone che sorridono, il sorriso, infatti, è un fattore dell'attrazione per questo vogliamo conoscere persone sorridenti e positive. Una ricerca condotta da Orbit Complete ha scoperto che il 69% delle persone trova le donne più attraenti quando sorridono rispetto a quando sono truccate. Meglio un bel sorriso di un bel rossetto.

- **Aiuta a essere felici.**

Vi è una stretta correlazione tra corpo e mente. Quando siamo in buona compagnia, quando passiamo una bella giornata o quando riceviamo una bella notizia, il semplice atto di sorridere manda al cervello il messaggio "tu sei felice". E quando sei felice il tuo corpo rilascia endorfine. In realtà il nostro cervello non riesce a distinguere un sorriso spontaneo da uno fatto di proposito. Mi spiego meglio. Noi possiamo condizionare il nostro cervello e di conseguenza il nostro umore con la nostra fisiologia.

Ad esempio, ci troviamo in una giornata dura in cui tutto è andato storto e il nostro umore è sottozero. Se ci sforzassimo di sorridere per qualche minuto, magari assumendo una fisiologia positiva (spalle larghe, petto in fuori, respiri profondi) di colpo noteremmo il nostro umore cambiato in meglio.

- **Aiuta a essere ottimisti.**

Prova questo test: sorridi. Ora prova a pensare a qualcosa di negativo senza perdere il sorriso. È difficile vero? Quando sorridiamo il nostro corpo ci manda un messaggio molto chiaro: "La vita è bella". Aiutati a stare lontano da tristezza, stress e preoccupazioni con un sorriso.

- **Aiuta a fare una buona impressione.**

Dale Carnegie nel suo libro "Come trattare gli altri e farseli amici", sostiene che se vogliamo che la gente sia contenta di stare con noi, bisogna innanzitutto che noi dimostriamo di essere contenti di stare in loro compagnia. In quest'ottica un sorriso vale più di mille parole. Un sorriso significa: "Mi piaci, sono contento di stare con te". Logicamente si intendono sorrisi semplici, veri, spontanei, cordiali e non falsi o stereotipati. Nessuno è così ricco da poterne fare a meno. Anche nella vendita un bel sorriso è un ottimo biglietto da visita.

Un proverbio cinese recita: *"Un uomo che non sa sorridere non dovrebbe mai aprire un negozio"*. L'effetto del sorriso è potentissimo anche se non direttamente visibile. In sostanza sentire una voce di una persona sorridente ci predispone meglio rispetto a qualcuno che parla senza sorridere.

A conferma di questo alcune compagnie telefoniche degli Stati Uniti hanno promosso un programma chiamato "Potere del telefono" chiedendo ai centralinisti di sorridere mentre parlano o offrono servizi. Questo ha portato ad un aumento significativo delle percentuali di chiusura di nuovi contratti.

Per concludere, se fino ad oggi pensavi che i tuoi denti servissero solo a mangiare, spero tu abbia capito che in realtà hanno poteri ben più grandi.

Il sorriso come vera e propria terapia

La "Terapia del sorriso" nasce negli anni '70 prima negli USA per poi diffondersi anche in Europa. Dai sempre più numerosi studi sul sorriso, nasce la "Gelotologia" (dal greco *gelos*=riso e *logos*=scienza).

Le ricerche in questo ambito suscitano un molto interesse, dando vita alla cosiddetta "Terapia del sorriso", ovvero alla "clown terapia", praticata sia in strutture ospedaliere che in case di riposo, orfanatrofi, case-famiglia, centri diurni, per alleviare la sofferenza, stati d'ansia e di depressione e migliorare la qualità di salute dell'individuo e della comunità. In Italia oggi ci sono circa 6000 dottori-clown.

Tra le diverse metodologie di applicazione della gelotologia c'è anche il metodo dello "Yoga della risata". La cosa molto interessante da capire è che il nostro cervello non è in grado di distinguere una risata vera da una fatta a scopo terapeutico. Perciò "sforzandoci" nel fare una risata riusciamo a "prendere in giro" il nostro cervello e a beneficiare quindi dei numerosi effetti terapeutici visti sopra.

Per tutti questi motivi negli anni 90 un medico indiano Madan Kataria inventa lo "Yoga della risata", una tecnica che oggi viene praticata in più di seimila club in 72 Paesi, di cui quasi 200 sono in Italia. Nelle lezioni di "Yoga della risata" si insegna semplicemente a ridere, allenando i muscoli che utilizziamo per ridere. È una vera palestra della risata con tanto di *stretching,* vocalizzazioni unite a battito delle mani, respirazioni e tanta allegria.

Terenzio Traisci, uno psicologo ma anche un comico, tra l'altro finalista di "Italia's got talent" nel 2012, ha brevettato una tecnica definita "Ingegneria del buon umore" che consiste in un insieme di esercizi, gesti, azioni, meccanizzazioni che stimolano i muscoli facciali e la produzione di endorfine, inducendo la risata e, di conseguenza, il buon umore.

Principali cause di perdita di denti

Le principali cause di perdita dei denti sono due: la carie dentaria e la malattia parodontale. La prima, la carie, è quella più nota. Questa è una malattia causata da batteri che si "nutrono" dei denti. La loro azione viene favorita da una mancata pulizia dei denti e dal consumo di cibi dolci. Questi infatti favoriscono la formazione di un ambiente acido, ideale per la proliferazione batterica e lo sviluppo di carie nel cavo orale.

Da ciò si evince quanto sia importante lavare i denti quotidianamente, dopo ogni pasto, per almeno 2 minuti per volta. Allo stesso modo una dieta povera di cibi ricchi di zuccheri, soprattutto in soggetti predisposti alla carie riduce notevolmente il rischio di ritrovarsi con denti cariati.

La seconda causa di perdita di denti, la "malattia parodontale", meno nota ma in realtà più importante e più frequente della carie. Viene comunemente detta anche *piorrea* ed è sempre una malattia di origine batterica, che va ad agire sui tessuti che circondano il dente, soprattutto gengive e ossa. Questi batteri sono presenti nella placca dentaria e nel tartaro.

Un primo segno è una costante infiammazione delle gengive (*gengivite)* che dà come segni sanguinamento, arrossamento e aspetto tumefatto delle gengive. Se non controllata, questa malattia con il tempo coinvolge anche l'osso che circonda i denti *(osso alveolare)* e con il tempo porta retrazione delle gengive, mobilità dei denti, alitosi, formazione di ascessi gengivali.

Se a tutto ciò non viene posto rimedio, la conseguenza estrema è la perdita del dente che man mano diventa sempre più mobile fino a venire letteralmente espulso dall'organismo. La malattia parodontale ha una forte componente genetica. Ciò significa che chi ha questa malattia probabilmente ha qualche parente, padre, madre, zii o nonni, che hanno perso spesso tutti i denti non per carie ma perché "pian piano venivano via da soli".

Altre condizioni che possono favorire la progressione della malattia parodontale sono il fumo di sigaretta e il diabete mellito. Molti di voi si staranno chiedendo se esiste una cura in grado di sconfiggere questa malattia. Diciamo che esistono diversi modi per tenerla a bada.

Per prima cosa, soprattutto nei soggetti predisposti geneticamente, vanno rimossi i fattori di rischio quale il fumo di sigarette. Va tenuta sotto controllo la glicemia. Va poi fatta molto attenzione all'igiene orale, sia a casa che nello studio dentistico. Questo significa lavare i denti subito dopo ogni volta che si mangia, magari usando uno spazzolino elettrico. Usare il filo interdentale e lo scovolino. Affidarsi alle cure di uno studio dentistico e seguire i richiami per l'igiene orale ogni 4-6 mesi.

Se noti che le tue gengive spesso sanguinano o hanno un colorito rosso scuro, se spesso soffri di alitosi o hai notato che nel tempo i tuoi denti si sono spostati o accavallati, ti converrebbe recarti da un dentista per appurare se hai bisogno di cure dentali. Qualora il dentista ti abbia detto che soffri di *parodontite,* non devi disperare. Oggi infatti, in gran parte dei casi, ci sono ottimi rimedi.

Il primo passo è rappresentato da alcune sedute di igiene orale in cui l'igienista spiega le corrette manovre da eseguire a casa per pulire i denti.

Inoltre, viene eseguita la rimozione del tartaro superficiale e del tartaro sotto-gengivale. Tutto questo viene effettuato per mezzo di strumenti ad ultrasuoni, polveri, strumenti manuali e laser a diodi. Questo in molti casi è sufficiente a ripristinare una situazione di salute della bocca che va poi mantenuta attraverso dei richiami periodici ogni 4-6 mesi.

In casi più gravi, può essere necessario intervenire chirurgicamente per rigenerare l'osso perso quando possibile. Nei casi estremi, quando cioè *l'osso alveolare* si è riassorbito tanto e il dente ha una accentuata mobilità, non c'è altra soluzione che l'estrazione del dente. A quel punto per tornare ad avere denti fissi la soluzione è rappresentata dagli impianti dentali. Questi sono dei "denti artificiali" costituiti da una vite in titanio inserita nell'osso a cui è collegato un dente di ceramica.

In questo capitolo ti ho fornito tantissime motivazioni per renderti convinto e certo a non rinunciare per nulla al mondo al tuo sorriso. Nel prossimo capitolo ti spiegherò perché le tue paure legate al dentista, che ad oggi non ti hanno permesso di avere il sorriso che hai sempre voluto, siano facilmente superabili.

RIEPILOGO DEL CAPITOLO 1:

- SEGRETO n. 1: sorridere produce il rilascio di una sostanza detta "endorfina". Questa è in grado di darci un senso di piacere. Appartiene alla famiglia della morfina. Ma mentre quest'ultimo è un farmaco, l'endorfina è una sostanza totalmente naturale e senza effetti collaterali.

- SEGRETO n. 2: il semplice atto di sorridere può contrastare lo stress indotto dagli ormoni come l'adrenalina e il cortisolo.

- SEGRETO n. 3: quando sorridiamo il nostro corpo ci manda un messaggio molto chiaro: "La vita è bella". Aiutati a stare lontano da tristezza, stress e preoccupazioni con un sorriso.

- SEGRETO n. 4: quando sorridi sei molto più rilassato e tutto il tuo corpo funziona meglio. Anche le tue difese immunitarie.

- SEGRETO n. 5: il sorriso viene oggi usato a scopo terapeutico. Infatti il nostro cervello non è in grado di distinguere una risata vera, da una fatta a scopo terapeutico. Perciò "sforzandoci" nel fare una risata riusciamo a "prendere in giro" il nostro cervello e a beneficiare quindi dei numerosi effetti terapeutici.

Capitolo 2:
Vincere la paura del dentista

Probabilmente se stai leggendo questo libro è perché da ormai troppo tempo non sei soddisfatta o soddisfatto del tuo sorriso, dei tuoi denti e della tua bocca. Hai pensato più volte a dare una svolta radicale, di mettere tutto a posto e di buttarti via i vecchi problemi. Poi però la paura e la scusa di rimandare a stagioni migliori hanno preso il sopravvento. Se può consolarti sappi di non essere l'unica persona che dal dentista ci va controvoglia.

Anzi, probabilmente in pochi ci vanno con piacere. Se però il tuo problema dentale è un qualcosa di serio che magari ti impedisce di mangiare e masticare correttamente o se ti crea disagio quando vuoi sorridere, devi convincerti che è necessariamente arrivato il momento di prendere una decisione. Nel tempo ho notato che di pazienti che arrivano alla porta di ingresso dello studio per poi girare i tacchi e andare via ce ne sono tanti.

Sono tante anche le scuse per evitare di cominciare il piano di trattamento, dal classico: "Aspettiamo il prossimo anno" o "Aspettiamo le belle stagioni" fino ad arrivare ad ipotetici e improbabili lutti improvvisi che colpiscono i più lontani parenti. In realtà queste sono scuse non tanto rivolte al medico ma rivolte a se stessi.

L'inconscio del paziente ha talmente paura, si oppone a tal punto da trovare ogni possibile scusante per rimandare, posticipare o annullare qualsiasi decisione. Andando più in profondità di base il problema sta sempre nella paura. Questa spesso deriva da qualche esperienza pregressa. Ad esempio, un'estrazione dentale che il paziente ricorda come molto traumatica, eseguita magari senza anestesia da un vecchio e berbero dentista della mutua che durante l'estrazione con il ginocchio si faceva leva sul petto della paziente per estirpare il dente.

Magari questo dente era perfettamente integro e solo per colpa della madre dello stesso, anziché curare la carie, si è preferito rimuoverlo perché "all'epoca non si concepiva curare i denti". Con il tempo questi episodi nella mente dei pazienti diventano sempre più horror e autoalimentano la repulsione verso il dentista.

Occupandomi di implantologia dentale, i pazienti che principalmente tratto sono pazienti o senza denti o con denti mobili, cioè affetti da *parodontite*. Questi pazienti rientrato al 99,9% in quella descrizione fatta sopra. Proprio in virtù di questo ho provato ad analizzare quali sono le principali cause responsabili della paura nei confronti del dentista. Le ho scomposte e ho cercato una soluzione in grado di bypassarle.

Sostanzialmente le principali paure del paziente odontoiatrico sono:
- paura della puntura dell'anestesia;
- avere un attacco di ansia quando ci si siede sulla poltrona del dentista;
- temere tagli e punti di sutura sulle gengive (soprattutto nei pazienti che devono mettere impianti dentali);
- senso di soffocamento durante l'impronta dentale;
- restare per lunghi periodi senza denti.

In questo libro ripercorro l'analisi fatta su ognuna di queste fobie e soprattutto mostro come in realtà oggi grazie alla tecnologia sia possibile risolvere tutte queste paure. Questo modo di lavorare per me è diventato routine su tutti i pazienti con un notevole *feedback* positivo dagli stessi.

Come vincere la paura dell'anestesia

Ti sei appena recato dal dentista per una visita di controllo. Il dottore ha trovato una carie o un altro problema che richiede un intervento per essere risolto. Gran parte degli interventi da svolgere in bocca richiedono l'uso dell'anestesia in modo che il paziente non provi il minimo dolore durante l'intervento. Resta però quel fastidio e quel dolore legato alla puntura che molti non sopportano proprio.

Sino a poco tempo fa non esisteva una soluzione e il paziente doveva necessariamente accettare quei 10 secondi di anestesia, spesso causa di stress e sofferenza. Oggi questo non è più un problema. Ci sono studi dentistici dove viene utilizzata *un'anestesia locale computerizzata,* che consente anche ai pazienti più timorosi di affrontare qualunque trattamento odontoiatrico senza alcuno stress.

Vediamo quali sono i vantaggi di questa *anestesia computerizzata:*

- **assenza di dolore**: questo sistema computerizzato consente di iniettare l'anestetico in maniera controllata e calcolata in funzione del tipo di tessuto del paziente; nessun dolore da puntura. Il paziente avvertirà solo una piccola vibrazione;
- **effetto localizzato**: grazie a una particolare tecnica di anestesia detta *osteocentrale,* l'anestetico verrà applicato precisamente nel punto di intervento. Questo consente una notevole riduzione della quantità di anestetico somministrato;
- **effetto immediato**: sempre grazie a questa tecnica *osteocentrale* di anestesia, l'anestetico entra immediatamente in contatto con il dente da anestetizzare. Non bisogna quindi aspettare che diffonda e quindi aspettare alcuni minuti;
- **nessun fastidio post-intervento**: soprattutto quando il dentista lavora sui denti inferiori si è costretti a fare un'anestesia detta *tronculare* che ha l'effetto collaterale di dare una sensazione di gonfiore e intorpidimento dell'intera guancia, effetto che dura di solito per un paio di ore. Questa sensazione di "paralisi" di metà

volto per molti è poco piacevole. Con questo sistema di anestesia computerizzato, questa sensazione viene eliminata, proprio perché verrà anestetizzato solo il dente interessato e non tutta la zona. Quindi non avvertirai labbro e guancia addormentati.

In conclusione, con *l'anestesia computerizzata* non avvertirai nessun dolore o fastidio sia durante che dopo l'anestesia. Durante la nostra esperienza clinica in studio possiamo affermare che tutti i pazienti che l'hanno provata ne sono rimasti entusiasti e avendo tastato i numerosi vantaggi non tornerebbero assolutamente all'anestesia classica.

Come vincere l'ansia dal dentista

Ansia, paura, stress da odontoiatra possono portare alcuni pazienti a rinunciare alle cure dentali. Con la sedazione cosciente, ansia e stress verranno eliminate e l'appuntamento dal dentista diverrà una esperienza piacevole e rilassante.

Cosa è l'odontofobia?

L'odontofobia è una delle principali cause per cui i pazienti non vanno dal dentista. Il dentista rappresenta per molti un momento di disagio. Va fatta tuttavia una distinzione tra ansia e fobia. L'ansia consiste nel provare una certa inquietudine e anche una leggera paura che però non condizionano la vita del paziente. Al contrario, la fobia è una paura irrefrenabile che impedisce al malato di andare dal dentista per lunghi periodi di tempo.

Alla base di tutto spesso c'è un episodio traumatico dell'infanzia come ad esempio un'estrazione dentale fatta quando si era bambini. Con il tempo i ricordi tendono poi a rendere questo episodio sempre più eclatante e horror. Questi pazienti temono di farsi male anche solo durante la visita odontoiatrica.

Come ridurre la paura del dentista?

Se solo suonare il campanello della porta d'ingresso del dentista ti fa sudare freddo, ecco qui alcuni semplici consigli per farti sentire più a tuo agio:

- fai della visita dal dentista un qualcosa di abituale: ci sentiamo più a nostro agio nelle faccende di routine;
- non indugiare: andiamo dal dentista solo quando sentiamo dolore e non pensiamo che un controllo puntuale ci può evitare molti problemi;

- sentiti a tuo agio: è importante trovare un dentista con cui ti trovi bene. Piuttosto che rinunciare alle cure dei tuoi denti, prova a cambiare studio dentistico se nell'ultima esperienza non ti sei trovato bene;
- rilassati: evita gli eccitanti e va a letto presto prima della visita. Arriva prima dell'ora fissata e in sala d'attesa respira profondamente focalizzando il pensiero su cose gradevoli.

Cosa è la sedazione cosciente?

La sedazione cosciente consiste nella somministrazione di una miscela di ossigeno e protossido d'azoto, che permette la sedazione del paziente per mezzo di una mascherina nasale. L'effetto è molto rapido, permette al paziente di rilassarsi completamente, e ansia e paura scompaiono.

Il paziente resta perfettamente cosciente benché pervaso da una sensazione di leggerezza, tranquillità e benessere, che gli permette di affrontare qualunque intervento con grande serenità e positività. La paura si trasforma in una sensazione di piacevole sicurezza.

L'effetto della sedazione è rapidamente reversibile. Basta togliere la mascherina nasale e respirare normalmente per pochi minuti. Il paziente, infatti, è perfettamente in grado di tornare a casa con mezzi propri in condizioni psico-fisiche assolutamente normali, come prima della somministrazione.

In sintesi la *sedazione cosciente* è:

- **sicura:** non causa allergie, non è tossica, non è irritante, e non viene metabolizzata dall'organismo, ma eliminata semplicemente con la respirazione;
- **adatta a tutti i tipi di pazienti:** che hanno paura di sottoporsi ai trattamenti odontoiatrici, dall'igiene dentale, all'endodonzia, dalla conservativa, alla chirurgia, alla implantologia;
- **indolore:** viene infatti somministrata con una maschera nasale.

Come mettere degli impianti dentali senza tagliare le gengive. Implantologia computer guidata: rapidità, innovazione, accessibilità

L'implantologia dentale classica è stata una grandissima innovazione perché ha permesso a milioni di persone di tornare ad avere denti fissi, cosa che fino a pochi anni prima era impensabile. Questa tecnica richiede però un intervento chirurgico che consiste nel taglio della gengiva, nell'inserimento di un impianto dentale, che in sostanza è una vite inserita nell'osso e nella successiva chiusura della gengiva stessa per mezzo di punti di sutura.

L'implantologia dentale tradizionale, quindi, pur essendo assolutamente efficace, valida e affidabile, ha rappresentato per molti pazienti una montagna invalicabile proprio a causa della repulsione a sottoporsi ad un intervento chirurgico. In più, l'atto chirurgico di tagliare la gengiva e scollarla dall'osso per consentire al medico di vedere chiaramente il campo operatorio, avviene nei giorni seguenti all'intervento.

La soluzione per questi pazienti è rappresentata dall'*implantologia computer guidata*. Questa tecnica è una grandiosa novità in ambito odontoiatrico. Consente di inserire gli impianti dentali evitando in gran parte dei casi la parte più fastidiosa della procedura, cioè i tagli alle gengive. Si avvale di strumenti altamente tecnologici quali una radiografia 3D della *TC Cone Beam* e di una impronta dentale presa con uno *scanner intraorale*.

È bene precisare che questa tecnica non è eseguibile su tutti i pazienti. L'odontoiatra valuterà prima lo stato di salute del paziente e poi lo stato osseo grazie all'ausilio della *TC Cone Beam*. Qualora le condizioni del paziente siano adatte a svolgere questo tipo di intervento, il medico progetterà il tutto al computer.

Stabilirà dove inserire i denti e gli impianti, che impianti mettere in termini di diametro e lunghezza in funzione del tipo di osso del paziente, che inclinazione usare nell'inserimento degli impianti in modo da avere il miglior risultato. Potremmo paragonare questa fase al *rendering* che fa l'architetto prima di progettare una casa.

Prima di far partire le maestranze nella costruzione dell'appartamento è buona norma stabilire come sarà divisa la casa, dove inserire gli attacchi idrici, dove verranno le prese elettriche e così via. Allo stesso modo con l'implantologia computer guidata noi per prima cosa progettiamo nei minimi dettagli il nuovo sorriso del paziente. Una volta terminata la progettazione, attraverso una particolare stampante 3D viene realizzata una mascherina che ci farà da guida nell'inserimento degli impianti.

Questa è detta *dima chirurgica*. È una mascherina trasparente con delle boccole che ci indicano con precisione dove inserire gli impianti dentali, con che lunghezza e con che inclinazione. Per rendere l'idea qualcosa di molto simile, è utilizzato dagli idraulici nel montaggio delle caldaie. La dima serve ad indicare con precisione dove va fatto il foro di inserimento della vite.

Il tuo intervento di implantologia dentale sarà una microchirurgia. Così come negli interventi al ginocchio dove prima si incideva la cute e l'intervento era molto più invasivo, mentre oggi si svolge tutto in artroscopia con dei piccoli forellini, anche nell'implantologia dentale computer guidata noi faremo solo dei piccoli forellini. Tutto ciò comporta numerosi vantaggi per te paziente:

- avere un decorso post-operatorio molto più agevole. Non dovendo tagliare, dolore e gonfiore saranno minimi e comunque tenuti sotto controllo con una opportuna terapia farmacologica;

- maggiore sicurezza del risultato: soprattutto in zone prossime a strutture nervose o a seni mascellari, avere la certezza e la precisione di inserire l'impianto con una guida rende molto più sicura la procedura;

- minore durata dell'intervento: non dovendo incidere, scollare, suturare la gengiva l'intervento durerà molto meno. Il medico avrà impiegato del tempo per progettare l'intervento prima che il paziente sia seduto alla poltrona. Perciò in quella circostanza dovrà solo eseguire ciò che ha già ben pianificato;

- minor numero di sedute: in gran parte dei casi all'odontoiatra basta la prima visita per raccogliere tutte le informazioni che gli servono per progettare il caso. Nello specifico la radiografia 3D e la *scansione intraorale* della bocca. Nel secondo appuntamento si potrà procedere ad inserire gli impianti dentali ed i denti fissi seppur provvisori;

- avere sin da subito dei denti fissi: infatti, in gran parte dei casi si possono collegare subito dopo l'intervento gli impianti dentali alla nuova dentatura fissa. È bene precisare che questo andrà valutato durante la prima visita. Esistono casi in cui tutto ciò non è fattibile, perlomeno nella stessa seduta di inserimento degli impianti. Spesso anche in presenza di osso più morbido e meno calcificato, situazione spesso rilevabile nelle donne dopo la menopausa, è possibile effettuare il carico immediato (vedi capitolo 5). Esiste infatti un nuovo e tecnologico motore implantare in grado di rilevare la densità dell'osso. In base alla densità ossea rilevata il medico inserirà l'impianto dentale appropriato.

Quali sono i costi per un intervento di implantologia computer guidata?

L'implantologia computer guidata è assolutamente sostenibile dal punto di vista economico. I costi accessibili derivano da una serie di fattori positivi che abbattono il prezzo decisamente più elevato dell'implantologia dentale tradizionale: la celerità di esecuzione dell'intervento di chirurgia guidata nonché il numero e il tempo ridotto delle sedute incidono favorevolmente sul costo dell'impianto dentale, rendendolo alla portata di tutti coloro i quali ne abbiano bisogno.

Come vincere il senso di soffocamento da impronta dentale

Per molti pazienti questo può rappresentare un problema insormontabile. Per alcuni anche solo inserire qualcosa in bocca provoca conati di vomito e il pensiero di dover tenere per diversi minuti un cucchiaio colmo di pasta da impronta viene totalmente rifiutato. Per alcuni è solo un blocco mentale, mentre per altri è proprio un qualcosa di incontrollabile a livello psicologico. Il contatto con il palato o con la parte posteriore della lingua, con oggetti estranei alla bocca, provoca un'immediata reazione. Vediamo anzitutto come funziona e in cosa consiste la classica impronta dentale.

L'*impronta dentale classica* si avvale dell'ausilio di paste da impronta. Le più comuni sono a base di alginato, siliconi o poliesteri. Il dentista pone queste all'interno di cucchiai portaimpronta. Poi il tutto viene messo all'interno della bocca del paziente per un tempo variabile tra i 2 e 7 minuti.

Quali sono i principali problemi delle impronte dentali classiche?

In molti pazienti ciò scatena una vera e propria "fobia da impronta". Senso di soffocamento, nausea e conati di vomito sono i principali disagi riferiti dai pazienti. Ciò può provocare bruschi movimenti dei pazienti. Di conseguenza spesso avremo una alterazione dell'impronta dentale che potrebbe richiedere una ripetizione della procedura. In alternativa la protesi dentale che viene realizzata non sarà precisa e di quindi duratura nel tempo.

Come funziona l'impronta dentale digitale?

Questa tecnica si avvale di uno *scanner intraorale* che è uno strumento paragonabile a una penna, che realizza migliaia di fotogrammi in pochi secondi. Questi uniti tra loro creano una riproduzione tridimensionale della bocca del paziente assolutamente fedele. Riproducono non solo la forma dei denti, ma anche delle gengive, il colore dei denti e delle gengive stesse.

Quali sono i vantaggi dell'impronta digitale?

Il paziente deve solo tenere la bocca aperta. Non sarà inserito nulla all'interno della cavità orale. Altro vantaggio sono i tempi molto brevi. L'impronta ha una durata media di 30 secondi. Benché sia così rapida, si ha anche la possibilità di fermarsi se il paziente lo richiede e poi riprendere.

L'impronta ottica ha la capacità di riprodurre fedelmente la bocca del paziente senza artefatti tipici dell'impronta classica. Quindi due dei principali vantaggi sono la precisione e l'accuratezza nella riproduzione dei dettagli. Questo tipo di impronta ha anche la capacità di leggere il colore dei denti presenti.

Possiamo riprodurre grazie allo *scanner intraorale* il colore presente sugli elementi dentali già presenti in bocca. Altro vantaggio che potrai sperimentare è il comfort per il paziente. Nessuna fastidiosa pasta in gola, nessun senso di soffocamento o nausea.

In che ambiti può essere usata l'impronta digitale?

- Corone dentali fisse: sia per la realizzazione di denti provvisori che definitivi.
- Protesi mobili: sia protesi scheletrata che protesi totali (le cosiddette dentiere).
- Denti fissi su impianti.
- *Implantologia computer guidata:* serve per realizzare una riproduzione virtuale della bocca del paziente che verrà poi sovrapposta alla radiografia 3D.
- *Ortodonzia invisibile:* consente la realizzazione di allineatori molto precisi e trasparenti.

Il futuro dell'impronta dentale

Nei prossimi anni gli studi dentistici all'avanguardia abbandoneranno l'impronta dentale classica. Molti ad oggi sono già passati al digitale.

Come non rimanere senza denti neanche per un giorno

Nell'immaginario di molti c'è l'idea che mettere degli impianti dentali significhi anche restare senza denti per lunghi periodi di tempo. Questa convinzione, magari in te che lavori al contatto con il pubblico o che ti sentiresti limitato nella tua via sociale, può rappresentare un problema di non poco conto.

Alcuni pazienti mi hanno anche confidato di non aver detto neanche alle proprie consorti o ai propri consorti di aver portato per lungo tempo delle protesi mobili. Anzi hanno sempre avuto cura a non far "scoprire il loro segreto" agli stessi. Questa convinzione che mettere gli impianti significhi anche restare a lungo senza denti non è del tutto sbagliata, in quanto fino a pochi anni fa dopo aver eseguito un intervento di implantologia, bisognava aspettare dai 4 ai 6 mesi prima di mettere dei denti fissi.

Questo per molti pazienti ha rappresentato un prezzo troppo alto da pagare tanto da rinunciare al potenziale intervento. Ormai da diversi anni, tuttavia, esiste una tecnica che consente di eliminare questa lunga attesa. È l'implantologia a carico immediato.

Carico immediato in implantologia. Cosa si intende?

Cerchiamo di fare chiarezza: *impianti dentali a carico immediato, implantologia computer guidata, impianto post estrattivo, protesi Toronto* e tanti altri termini ancora. Questi sono solo alcuni dei termini più usati in implantologia dentale. Spesso i pazienti hanno un po' le idee confuse. In questo articolo cercheremo di rendere tutto più semplice.

Il tempo dei sorrisi sdentanti dei nostri avi è ormai passato

Se ti trovi a convivere con la mancanza di più denti devi sapere che l'implantologia a carico immediato è una tecnica ormai consolidata e sicura. Bisogna tenere presente che però non può essere usata su tutti. Solo dopo una visita odontoiatrica e un accurato esame radiografico 3D, l'implantologo può valutare se questo intervento può essere svolto o meno.

Cosa si intende per caricare un impianto?

Caricare un impianto significa collegare il dente o i denti all'impianto dentale, cioè alla "vite che sta nell'osso". Di conseguenza l'impianto sarà sottoposto al carico masticatorio.

Carico ritardato vs carico immediato

Quando parliamo di **"Carico Ritardato"** intendiamo che il collegamento tra l'impianto e la protesi dentale fissa avviene dopo un periodo di tempo variabile a seconda della discrezionalità del medico tra i 3 e i 6 mesi dal posizionamento dell'impianto nell'osso. Per **"Carico Immediato"**, invece, intendiamo che il collegamento tra protesi dentale e impianto avviene entro 48 ore dal posizionamento dell'impianto nell'osso.

Quali sono i principali vantaggi del carico immediato?

In realtà tutti i vantaggi possono essere racchiusi in un solo punto. Il paziente ha sin da subito dopo l'intervento i denti fissi. È bene però precisare che questi saranno denti provvisori che a distanza di mesi verranno poi sostituiti da denti definitivi. In ogni caso questi denti provvisori permetteranno al paziente di non rimanere senza denti nella fase di guarigione o comunque di non dover stare alcuni mesi con una protesi dentaria mobile.

Questo significa che il paziente sin da subito potrà continuare la sua normale vita. Infatti, per molte persone restare senza denti o comunque dover stare diversi mesi con una dentiera mobile rappresenta la motivazione principale per non affrontare un intervento di implantologia. Preferiscono in tal caso procrastinare il più possibile quel giorno. Grazie al carico immediato la vita sociale del paziente non verrà stravolta affatto.

Che raccomandazioni devo seguire dopo un intervento di implantologia a carico immediato?

- Non fumare o comunque ridurre al minimo l'assunzione di sigarette. Infatti queste ultime ritardano molto la guarigione delle gengive e possono compromettere l'osteointegrazione dell'impianto;
- disinfettare la bocca con uno specifico collutorio che serve a ridurre il rischio di infezioni nei giorni seguenti all'intervento;
- dieta morbida: significa poter mangiare tutto ma con moderazione. Questo vale soprattutto nei 40 giorni seguenti

all'intervento. La tentazione di mangiare di tutto è tanta soprattutto per chi da anni non poteva assaporare un panino croccante o il classico torrone. Ai fini della buona riuscita dell'intervento questi cibi più consistenti vanno però evitati nelle settimane seguenti all'inserimento degli impianti.

Implantologia a carico immediato computer guidata: la nuova frontiera

Se fino a qualche anno fa l'implantologia a carico immediato era un miraggio oggi è una realtà è una tecnica affidabile e sicura. In realtà, ormai da qualche anno, grazie all'utilizzo di particolari tecnologie, il carico immediato può essere effettuato con una tecnica che si avvale dell'uso del computer.

Infatti, grazie a radiografie ad alta definizione tridimensionali e ad un'impronta della bocca del paziente rilevata con uno scanner intraorale, il dentista potrà progettare l'intero intervento al computer. Potrà decidere in tutta tranquillità prima dell'intervento dove collocare gli impianti e i nuovi denti del paziente. Tutto questo in gran parte dei casi eviterà qualsiasi taglio e scollamento della gengiva del paziente.

In tal caso il paziente avrà dei disagi post-intervento minimi se non nulli, con tempi di recupero molto più brevi. Inoltre, l'intervento avrà una durata molto più breve in virtù del fatto che tutto l'intervento è programmato nei minimi dettagli prima ancora che il paziente si sieda sulla poltrona del dentista e in virtù del fatto che la protesi provvisoria viene preparata prima di inserire gli impianti, cosa non possibile con la tecnica classica.

RIEPILOGO DEL CAPITOLO 2:

- SEGRETO n. 1: per eliminare qualsiasi fastidio legato alla puntura data dall'anestesia si può utilizzare *una anestesia locale computerizzata* che consente anche ai pazienti più timorosi di affrontare qualunque trattamento odontoiatrico senza alcuno stress. Questa tecnica, essendo di recente introduzione, non viene praticata in tutti gli studi dentistici. Perciò basta semplicemente informarsi se il tuo studio dentistico pratica questa tecnica o meno. I principali vantaggi offerti da questa tecnica sono: assenza di dolore, effetto localizzato ed immediato e nessun fastidio post-intervento.

- SEGRETO n. 2: per eliminare l'ansia e lo stress da poltrona dentistica esiste una tecnica nota come *sedazione cosciente* che si avvale della somministrazione di una miscela gassosa a base di protossido d'azoto e ossigeno attraverso una mascherina nasale. Il paziente resta perfettamente cosciente benché pervaso da una sensazione di leggerezza, tranquillità e benessere, che gli permette di affrontare qualunque intervento con grande serenità e positività.

- SEGRETO n. 3: *l'implantologia computer guidata* è una grandiosa novità in ambito odontoiatrico. Consente di inserire gli impianti dentali evitando in gran parte dei casi la parte più fastidiosa della procedura, cioè i tagli alle gengive e i punti di sutura. I suoi principali vantaggi sono: decorso post-operatorio più agevole, maggiore sicurezza del risultato, minore durata dell'intervento, minor numero di sedute e possibilità di avere sin da subito i denti fissi.

- SEGRETO n. 4: per chi non sopporta che gli venga rilevata la classica impronta dei denti con la pasta, esiste una tecnica di rilevazione delle impronte dentali che si avvale di uno *scanner intraorale*. Questo non richiede alcuna pasta da impronta e ha dimensioni molto ridotte tanto da poter essere inserito in bocca e nell'arco di pochi secondi è in grado di rilevare con estrema precisione l'impronta della tua bocca.

- SEGRETO n. 5: esiste una tecnica nell'implantologia che consente di inserire nella stessa seduta gli impianti dentali e i denti fissi, contemporaneamente. Questa tecnica è nota come *implantologia a carico immediato*. Va precisato che per poter essere effettuata richiede che l'osso del paziente abbia delle caratteristiche particolari valutabili attraverso una radiografia tridimensionale delle arcate dentarie nota come *TC Cone Beam*.

Capitolo 3:
L'implantologia computer guidata

L'implantologia computer guidata è una tecnica di recente introduzione che nasce dalla necessità di migliorare la precisione nell'esecuzione dell'intervento chirurgico e al contempo ridurre i disagi per il paziente. Questa tecnica consente all'implantologo di progettare nei minimi dettagli l'intervento. Tuttavia prima di inoltrarci su cosa è *l'implantologia computer guidata,* vediamo rapidamente in cosa consiste un intervento fatto con l'implantologia classica.

Implantologia classica

Con l'implantologia classica il medico ha sempre bisogno di tagliare la gengiva. Quello che viene fatto è incidere la gengiva nella zona in cui va inserito l'impianto, scollare la stessa dall'osso e permettere così al medico di vedere l'osso "nudo". In questo modo il dentista sarà in grado di valutare lo spessore osseo e l'altezza ossea presente, decidendo così il punto migliore in cui inserire l'impianto, la sua inclinazione migliore, lunghezza e diametro della vite in titanio.

Dopo aver quindi inserito l'impianto, verrà riposizionata la gengiva e verranno messi alcuni punti di sutura che saranno poi rimossi a distanza di 10-15 giorni. Durante l'intervento il paziente non avvertirà alcun dolore. Tuttavia nei giorni seguenti all'intervento ci potrà essere gonfiore, dolore della zona interessata e in alcuni casi la comparsa di un piccolo ematoma.

Va considerato, inoltre, che la precisione con cui viene inserito l'impianto sarà influenzata anche dal paziente. Ciò significa che se il paziente è una persona che apre poco la bocca, tende spesso a muoversi o magari tende a perdere sangue di più del normale, il medico tenderà a vedere meno chiaramente e di conseguenza il posizionamento della vite implantare potrà essere più impreciso.

Per renderla molto più semplice, l'impianto non è altro che una vite da inserire in un corpo rigido rappresentato dall'osso. Quando ci dilettiamo nel bricolage e posizioniamo una vite o un chiodo nel muro, benché il muro sia stabile, ben visibile e non sanguini, a differenza dell'osso del paziente, spesso il risultato finale non è quello sperato.

Magari la nostra vite sarà di qualche millimetro più a destra o a sinistra di dove l'avremmo voluta mettere o avrà una inclinazione di qualche grado difforme a quella progettata. Tutte queste imprecisioni spostate in bocca, dove un millimetro è tantissimo, si possono tramutare in un impianto posizionato male. Questo può poi portare ad una mancata osteointegrazione dell'impianto e quindi alla perdita dell'impianto stesso.

Può, inoltre, portare al posizionamento errato dello stesso e di conseguenza ad una estetica di compromesso. In altre parole, se l'impianto viene inserito in una posizione sbagliata, il dente potrà apparire ad esempio più sporgente, oppure potrà vedersi un collare di metallo, o ancora il dente potrà apparire troppo spesso nella parte a contatto con la lingua, dando la sensazione di un confetto in bocca più che di un dente.

Implantologia computer guidata

L'implantologia computer guidata (anche detta computer assistita) nasce con l'obiettivo di migliorare la vita del dentista e del paziente. Ha lo scopo di migliorare la precisione e la sicurezza del risultato dell'intervento e di ridurre al minimo i disagi post-operatori tipici della tecnica classica.

Negli ultimi anni in questo campo la tecnologia ha fatto dei passi da gigante con risultati straordinari fino a qualche anno fa impensabili. Punto di partenza per la l'implantologia computer guidata sono una radiografia tridimensionale detta *TC Cone Beam* e una impronta dentale realizzata con uno scanner intraorale. È bene precisare che sebbene questa tecnica offra numerosissimi vantaggi non è sempre applicabile su tutti i pazienti.

Solo dopo un'accurata visita supportata da radiografie apposite e da una attenta valutazione dello stato di salute del paziente, il dentista potrà dire se il paziente è un candidato adatto o meno a effettuare un intervento di *implantologia computer assistita.* Ora vediamo *step by step* in cosa consiste l'implantologia computer guidata, cosa si fa nei vari appuntamenti e quanti appuntamenti di solito sono necessari.

Primo appuntamento: prima visita

La prima visita in studio sarà puramente conoscitiva, una "chiacchierata" fra il medico e il suo paziente. Il paziente verrà accolto con un sorriso ed una stretta di mano e racconterà al suo dentista anzitutto delle sue esigenze e delle sue aspettative. Infatti non tutti i pazienti sono uguali, non tutti vogliono la stessa cosa o hanno gli stessi obiettivi.

Per questo il compito del medico sarà quello di comprendere le reali necessità del paziente e studiare la soluzione migliore per loro, tenendo sempre al centro dell'interesse il paziente. La visita comprenderà alcune domande sullo stato di salute del paziente. Vi sono, infatti, delle patologie o dei farmaci che possono influire sul corretto svolgimento dell'intervento.

Ad esempio, se un paziente assume degli anticoagulanti, per evitare qualsiasi rischio di emorragia postoperatoria, dovrà probabilmente sospendere quel medicinale logicamente sotto indicazione del suo medico. Durante la prima visita vengono svolte in studio anche delle radiografie che servono a valutare lo stato dell'osso. Tra queste la più importante in implantologia è la *TC Cone Beam*.

Questa è una radiografia tridimensionale che consente in maniera immediata ed inequivocabile di vedere chiaramente la situazione ossea del paziente. Permette, infatti, di misurare al millimetro l'altezza, lo spessore dell'osso, valutare la sua densità e di identificare con chiarezza strutture anatomiche da evitare come il nervo alveolare inferiore e i seni mascellari.

Inoltre, consente sin da subito di capire se il paziente può o meno inserire gli impianti, se può farlo o meno con l'implantologia computer guidata o con una tecnica che non preveda tagli alle gengive. Avere una radiografia di questo tipo, già in prima visita, riduce notevolmente il rischio di sbagliare il piano di trattamento e quindi di creare false aspettative nel paziente.

Con la *TC Cone Beam* (Fig.1) si riesce a vedere in maniera oggettiva e inequivocabile lo stato dell'osso mascellare e mandibolare del paziente. Stessa cosa non si può dire con l'*ortopantomografia* o *OPT* o *Radiografia panoramica*. Quest'ultima dando un'immagine bidimensionale e distorta non ci consente di valutare precisamente l'altezza dell'osso presente e soprattutto non permette di valutare lo spessore dell'osso.

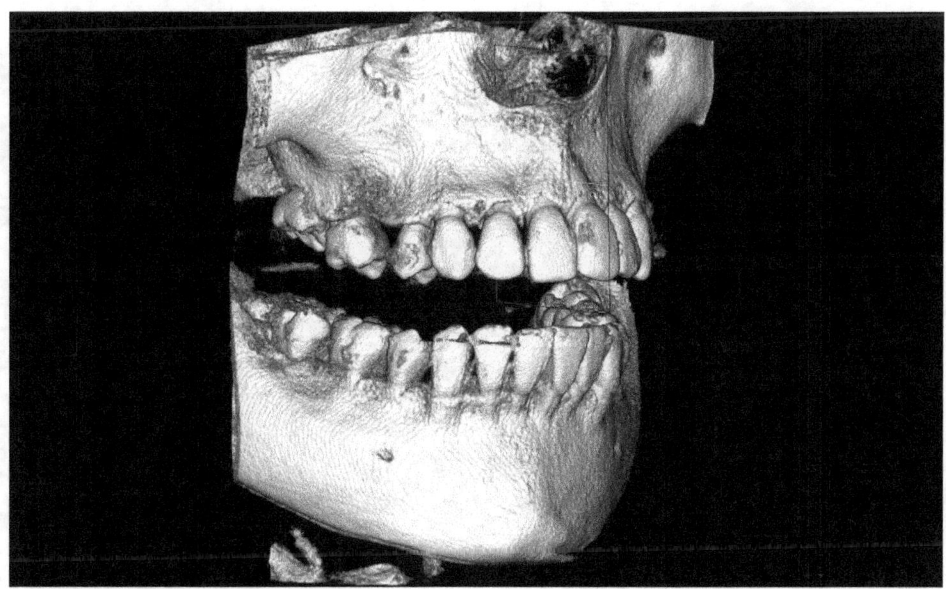

Figura 1: esempio di tc cone beam

Nella visita viene poi rilevata un'impronta dentale con lo *scanner intraorale* (Fig.2).Come descritto nel precedente capitolo, questa impronta è molto rapida, richiede solo pochi secondi e non prevede l'uso di alcuna pasta fastidiosa.

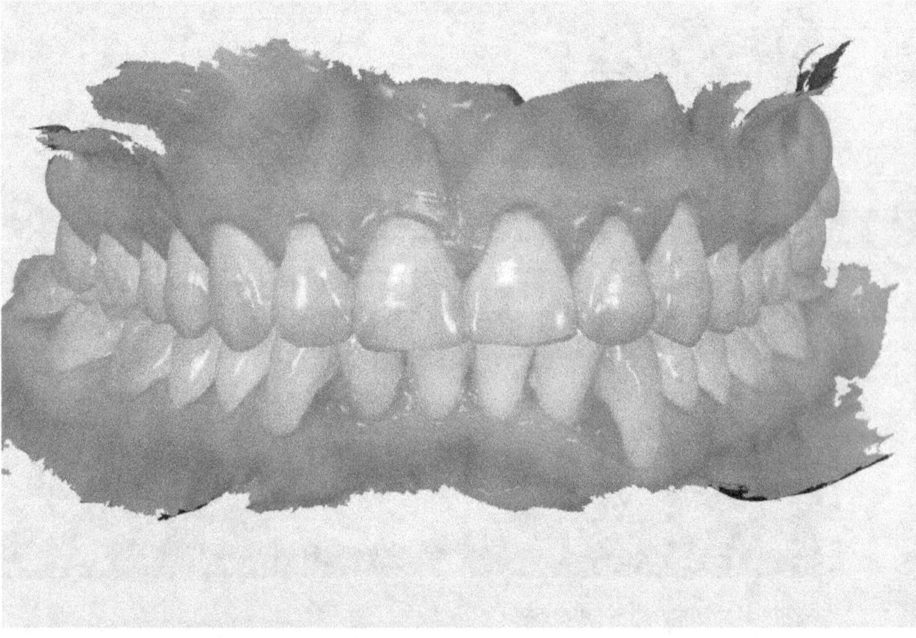

Figura 2: esempio di impronta rilevata con scanner intraorale

La *radiografia tridimensionale* e *l'impronta digitale della bocca* servono al medico per eseguire un progetto personalizzato del piano di trattamento da eseguire sul paziente Fig. 3).

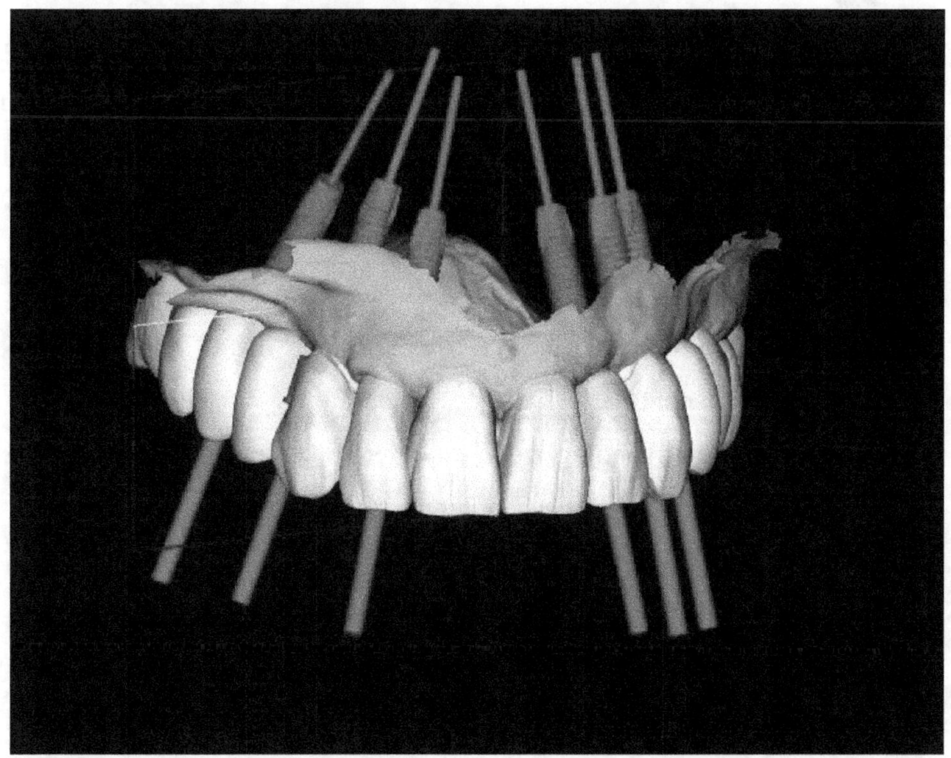

Figura 3: esempio di progettazione di una nuova arcata dentaria con l'inserimento di 6 impianti dentali

In sostanza, il medico andrà a sovrapporre al computer la radiografia tridimensionale con l'impronta virtuale della bocca del paziente. A quel punto sul monitor del suo computer comparirà una riproduzione fedele e virtuale del cavo orale del paziente: le sue gengive, i suoi denti residui se presenti e le sue ossa mandibolari. Con tutto questo a disposizione l'odontoiatra potrà progettare con tutta calma l'intervento nel migliore dei modi.

Potrà anzitutto progettare la migliore posizione dei denti tale da dare un eccellente nuovo sorriso al paziente e garantire un'ottima masticazione e un'eccellente estetica. Avrà la possibilità di scegliere la posizione e l'inclinazione più adatta degli impianti dentali, nonché il diametro e la lunghezza più corrette. Questa straordinaria tecnologia consente perciò di progettare tutto prima dell'appuntamento in cui verranno inseriti gli impianti.

Possiamo paragonare questa fase al *rendering* che fa l'architetto prima di cominciare i lavori di ristrutturazione di una casa. Se l'architetto saltasse il *rendering* probabilmente, anzi sicuramente, non otterrebbe il migliore risultato, dovrebbe accettare molti compromessi e far rimuovere dalle maestranze dei muri appena costruiti frettolosamente. Dunque come in ogni cosa nella vita, una corretta progettazione, un corretto studio a monte sono le chiavi per il successo e per ottenere un risultato eccellente.

Secondo appuntamento: inserimento degli impianti e dei denti fissi

Il secondo appuntamento è quello in cui risulta più evidente la differenza tra la tecnica classica e l'implantologia computer guidata. Quali sono le principali differenze? Nell'implantologia computer guidata l'intervento:

- è molto più breve in termini di tempo;
- è molto meno invasivo;
- dà disagi post-operatori (sanguinamento, dolore e gonfiore) di gran lunga inferiori.

Vediamo nel dettaglio quello che accade nella *tecnica classica* prima e poi quello che accade con la *tecnica computer guidata.*

Tecnica classica

Nel giorno dell'intervento dopo aver fatto la normale anestesia il medico è costretto a incidere la gengiva e a distaccare la stessa dall'osso per avere l'opportunità di vedere dove è il sito osseo più adatto per inserire l'impianto. Nel caso di interventi che comprendano una intera arcata dentaria, cioè tutti i denti di sopra o tutti i denti di sotto, questo significa incidere la gengiva dall'ultimo molare di destra all'ultimo molare di sinistra per poi scheletrizzare l'osso, cioè esporre l'osso della mascella.

A quel punto, il medico avrà una visione completa dello stato dell'osso e potrà decidere dove posizionare l'impianto, il diametro, la lunghezza dello stesso e la sua inclinazione. Molte volte, infatti, al fine di evitare strutture anatomiche "pericolose" l'impianto non viene inserito perpendicolare all'osso ma inclinato. Logicamente fare una cosa del genere a "mano libera" è molto più complesso che farlo in maniera guidata.

L'intervento eseguito con *tecnica classica* comporta quindi un sanguinamento maggiore proprio perché la quantità di incisioni effettuate facilita un abbondante sanguinamento, che soprattutto in pazienti che assumono alcuni farmaci come antiaggreganti (es. Cardioaspirina) o anticoagulanti (es. Coumadin) renderà al medico il campo operatorio meno visibile. Infatti, l'abbondante sanguinamento rende più difficoltosa una chiara visione dell'osso.

Altro aspetto da non sottovalutare sono i tempi. Dover incidere e scollare la gengiva è una cosa delicata che richiede del tempo, così come il tempo necessario per decidere dove posizionare gli impianti dentali. Questo porterà ad aumentare la durata dell'intervento. Soprattutto in pazienti anziani e quindi con una muscolatura masticatoria atrofica, causerà non pochi disagi.

In altre parole, il paziente ad un certo punto si stancherà di tenere la bocca aperta. Questo porterà il medico ad accelerare l'intervento o comunque a farlo con una visibilità ridotta, con un conseguente aumento del rischio di errore o un aumento dell'imprecisione. Se vogliamo renderla semplice, l'impianto dentale non è altro che una vite da inserire su un supporto in questo caso rappresentato dall'osso.

Se provate ad inserire una vite con un trapano in un muro, per quanto siate esperti di bricolage, sicuramente ci sarà qualche grado di errore. La vite sarà spostata di qualche millimetro dal punto previsto o avrà una inclinazione non desiderata. Ora provate ad immaginare che dobbiate fare la stessa procedura con un muro che si muove, non ben illuminato e per di più ricoperto di sangue.

Questo è quello che accade normalmente negli interventi eseguiti con la *tecnica classica*. Dopo aver inserito gli impianti, la *tecnica classica* prevede la sutura delle gengive. Vengono cioè messi dei punti di sutura per riaccollare i lembi di gengiva precedentemente incisi. Questa procedura, oltre ad essere poco gradita ai pazienti, richiede un bel po' di tempo. In un paziente stanco per l'intervento appena eseguito può rappresentare un boccone necessario ma poco digeribile.

A questo punto, qualora il paziente debba eseguire un *carico immediato,* cioè debba mettere sin da subito i denti fissi, verranno prese delle impronte dentali, in questo caso con la pasta da impronta classica e non con lo *scanner intraorale.* Le stesse verranno inviate al tecnico che in fretta e furia, nell'arco di qualche ora, realizzerà alla meno peggio una protesi provvisoria.

Dico alla meno peggio perché le impronte dentali prese con gengive sanguinanti non sono mai precise e perché lavorare con la fretta di inserire subito il lavoro protesico non permette di eseguire il lavoro al meglio.

Dopo un'attesa di 3-4 ore, la protesi provvisoria sarà pronta. Solitamente dopo questo lasso di tempo il paziente avrà smaltito la precedente anestesia. Di conseguenza avvitare la protesi provvisoria evocherà qualche dolorino e sarà necessario fare dell'altra anestesia o il paziente dovrà sopportare un pochino di dolore. Terminato l'intervento il paziente dovrà tornare in studio a distanza di 10-15 giorni per rimuovere i punti di sutura.

Questo appuntamento logicamente non è presente nei casi in cui viene eseguita la tecnica computer guidata *flap less,* cioè senza incisioni delle gengive proprio perché non richiede punti di sutura.

Tecnica computer guidata

L'appuntamento in questo caso viene effettuato ad una distanza di 15-20 giorni dalla prima visita. Questo lasso di tempo serve al medico per eseguire la progettazione virtuale del nuovo sorriso del paziente: scegliere la posizione, forma dei denti, inclinazione, diametro e lunghezza migliori degli impianti. In queste 2-3 settimane verrà anche realizzata la *dima chirurgica* e la protesi provvisoria fissa del paziente.

Di conseguenza quando il paziente giungerà in studio il medico avrà un box personalizzato con il nome del paziente al cui interno ci saranno:

- impianti dentali personalizzati sul caso del paziente;
- *dima chirurgica* (Fig. 4), che ci consentirà di inserire gli impianti nella posizione migliore in base all'osso del paziente;
- protesi fissa provvisoria progettata sulla base dell'occlusione che ha il paziente.

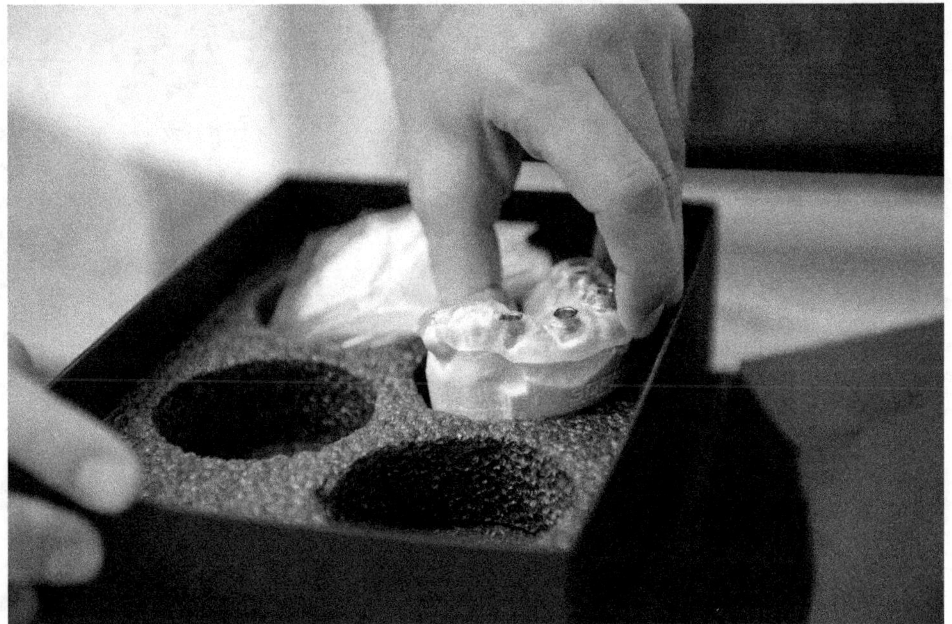

Figura 4: dima chirurgica, all'interno della quale sono presenti delle boccole che indicano con precisione il punto di inserimento dell'impianto e l'inclinazione da seguire

In alcuni casi, prima di cominciare l'intervento al paziente viene fatta una *sedazione cosciente*(Fig. 5) per garantirgli maggiore relax e tranquillità. Questo viene fatto soprattutto nei pazienti più ansiosi. In realtà, come vedremo tra poco, vista la breve durata dell'intervento e l'assenza di qualsiasi dolore nel corso dello stesso, spesso la *sedazione cosciente* non è necessaria.

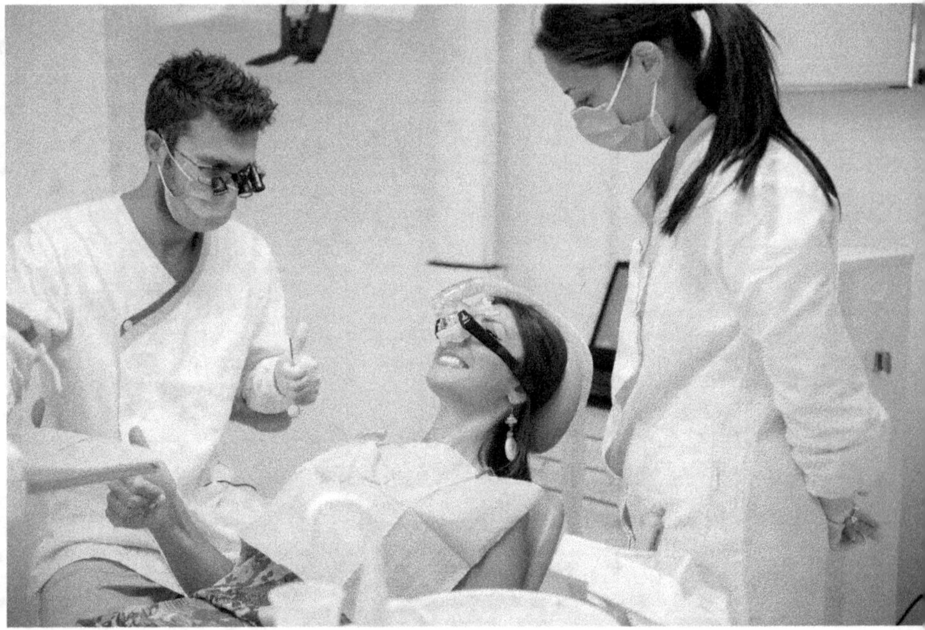

Figura 5: sedazione cosciente, il paziente viene sedato attraverso una mascherina nasale

Dopo aver fatto l'anestesia, verrà posizionata sulla bocca del paziente la *dima chirurgica*. Se necessario, contestualmente, verranno eseguite le estrazioni dei denti non più recuperabili. La dima chirurgica fungerà da guida per l'inserimento degli impianti. Infatti essa presenta delle boccole, cioè dei piccoli fori al suo interno che indicano all'odontoiatra in maniera inequivocabile dove inserire l'impianto, con che inclinazione, di che lunghezza e di che diametro.

L'utilizzo della dima chirurgica ha molteplici vantaggi:

- sicurezza: sarà molto più semplice posizionare l'impianto dentale nella posizione ideale anziché farlo a mano libera;

- rapidità nei tempi: non dovendo tagliare, scollare la gengiva e mettere punti, i tempi dell'intervento saranno molto più brevi. Considerate che un intervento per un carico immediato con *tecnica computer guidata* di un'intera arcata, ha una durata media di due ore. Dico durata media perché a seconda dei casi può richiedere un po' più o meno di tempo. Diciamo però che un buon 80% dei casi nella mia esperienza clinica ha durata entro le 2 ore. Al contrario la *tecnica classica* ha durata non inferiore alle 8 ore, se si ha a disposizione un odontotecnico in gamba e rapido nel realizzare la protesi provvisoria;

- ridotta invasività: anziché tagliare la gengiva da un estremo all'altro dell'arcata dentaria, il medico effettuerà solo dei piccoli forellini di 4 mm. Possiamo considerare questa tecnica una *microchirurgica.* Come accade in altri campi della medicina, anche nel campo dell'implantologia si cerca di rendere con l'ausilio dell'ingegneria gli interventi sempre più precisi e microinvasivi. Se pensate che prima gli interventi al ginocchio venivano eseguiti con delle grosse incisioni mentre oggi si eseguono in artroscopia con dei piccoli forellini, allo stesso modo oggi nell'implantologia anziché effettuare delle grosse incisioni sulle gengive si possono effettuare dei piccoli forellini. Questo non renderà necessario il più delle volte l'esecuzione di punti di sutura. Dico il più delle volte perché in alcuni casi lo spessore osseo è talmente esiguo da richiedere una rigenerazione ossea. In questi casi la *tecnica computer guidata* è sempre applicabile ma al contempo richiede comunque un'incisione delle gengive e di conseguenza dei punti di sutura;

- riduzione dei problemi post-operatori: questa è una conseguenza del punto precedente. Infatti non incidendo e scollando le gengive avremo meno sanguinamento, minore gonfiore e dolore, che in molti casi saranno del tutto assenti.

Grazie all'utilizzo della dima, in 30-45 minuti in media verranno inseriti gli impianti dentali. A quel punto la dima stessa verrà rimossa. Le gengive del paziente appariranno integre e dalle stesse fuoriusciranno delle torrette metalliche a cui verrà poi ribasata e avvitata la protesi fissa provvisoria. Questa fase richiederà circa 60-75 minuti.

In realtà verrà eseguita per lo più al di fuori della bocca del paziente. Infatti la rifinitura e la lucidatura della protesi vengono effettuate in laboratorio. Una volta terminata questa fase, il paziente potrà tornare a casa con una nuova dentatura fissa seppur provvisoria.

Terzo appuntamento: impronta dentale per la realizzazione della protesi definitiva

Nella *tecnica computer guidata* questa fase avviene dopo circa 3 mesi dall'inserimento degli impianti. Logicamente la tempistica precisa può variare da caso a caso in base all'osso del paziente e alla valutazione del medico. In questa seduta il medico andrà a svitare la protesi provvisoria e prenderà con l'ausilio dello *scanner intraorale* l'impronta definitiva delle arcate dentali. Questa operazione è totalmente indolore e richiede solo qualche minuto.

Viene effettuata a distanza di qualche mese perché in questa fase le gengive guariscono totalmente e si stabilizzano. Infatti, soprattutto se il paziente ha effettuato delle estrazioni dentali, conviene aspettare questo lasso di tempo in modo da non rischiare di avere poi delle alterazioni della posizione delle gengive che potrebbero facilitare l'accumulo di cibo al disotto della protesi.

In questa seduta viene valutato con il paziente il colore dei denti e la forma degli stessi. Spesso preferiamo passare un bel po' di tempo a discutere col paziente di questi aspetti per valutare i loro desideri e le loro aspettative. In molti casi vengono mostrati dei casi simili, i vari colori di denti e le varie forme. Tutto il tempo speso in questa seduta, viene poi guadagnato in seguito riducendo notevolmente il numero di sedute successive.

Quarto appuntamento: consegna della protesi definitiva

In questo appuntamento viene provata la protesi definitiva. Se questa rispecchia le aspettative del medico e del paziente viene subito fissata in modo definitivo. In alcuni casi è bene sottolineare che sarà necessario fare alcune sedute di prova. Queste sedute, di breve durata, consentiranno di ottenere un risultato ottimale e di donare al paziente il sorriso che da tempo desiderava.

RIEPILOGO DEL CAPITOLO 3:

- SEGRETO n. 1: *l'implantologia computer guidata* ti consente di inserire gli impianti dentali il più delle volte senza tagliare la gengiva, regalandoti così un decorso post-operatorio molto più agevole.

- SEGRETO n. 2: *l'implantologia computer guidata* grazie ad una pianificazione dettagliata dell'intervento con una radiografia tridimensionale permette di inserire gli impianti con maggiore sicurezza.

- SEGRETO n. 3: non avendo necessità di tagliare e avendo pianificato l'intero intervento a monte, con *l'implantologia computer guidata* la durata dell'intervento è molto più breve rispetto a quella dell'intervento classico.

- SEGRETO n. 4: quando si parla di *implantologia a carico immediato* si intende il posizionamento della protesi dentale fissa immediatamente dopo aver inserito gli impianti o al massimo entro le 48 ore successive.

- SEGRETO n. 5: per poter inserire un impianto con *tecnica computer guidata* è necessario effettuare prima una radiografia tridimensionale delle arcate dentali detta *Cone Beam*. Questa tecnica non è adatta a tutti i pazienti e solo l'odontoiatra dopo la valutazione della radiografia e dopo una visita accurata può stabilire il miglior trattamento per il paziente.

Capitolo 4:

Consigli per un decorso post-operatorio perfetto

"Che problemi posso avere subito dopo aver inserito un impianto dentale? Cosa ti aspetta dopo aver inserito un impianto dentale? E quali raccomandazioni seguire per far sì che vada tutto liscio?". Queste sono le due domande più gettonate fatte dai pazienti al termine di un intervento di chirurgia orale.

Ogni paziente che si sottopone per la prima volta ad un impianto dentale non sa a cosa andrà incontro. In realtà, questo è un intervento che non causa grossi problemi post-operatori. In alcuni casi il paziente potrebbe non avere nessuno di questi sintomi o segni. In realtà, ogni qual volta si effettua un taglio in qualsiasi parte del nostro corpo i principali problemi che si possono avere sono:

- **gonfiore** della gengiva o della guancia;
- **dolore** della zona interessata;

- **ematoma** che può interessare le guance, il labbro ma anche zone circostanti come collo o zone periorbitali;
- **sanguinamento** della ferita.

Questi effetti collaterali legati all'intervento alla luce di quanto detto sopra saranno molto più marcati *nell'implantologia computer guidata.* Questo perché in quest'ultima non ci saranno tagli e punti di sutura.

Come posso prevenire o limitare questi problemi?

Ora verranno elencate alcune raccomandazioni da seguire subito dopo un intervento chirurgico. Seguire queste raccomandazioni ti consentirà di avere un decorso post-operatorio molto più tranquillo.

Applicare del ghiaccio sulla guancia in corrispondenza della zona dentale operata è una delle prime raccomandazioni.

Il ghiaccio va messo da subito dopo l'intervento. Va posto in maniera intermittente secondo questo schema: venti minuti con ghiaccio e 10 senza. Questa sequenza va ripetuta almeno per 4 volte di seguito, in quanto serve a far contrarre i vasi sanguigni, a ridurre il sanguinamento e il gonfiore. Inoltre è molto importante non svolgere attività fisica per almeno 48 ore. Queste attività potrebbero favorire il sanguinamento della ferita.

Quando ci alleniamo o facciamo sforzi aumenta la circolazione sanguigna e la pressione arteriosa. Di conseguenza ciò favorisce un maggior flusso di sangue in prossimità della ferita con aumento della probabilità di emorragia. A tal proposito può risultare utile dormire con un cuscino in più. Il fatto di avere la testa sollevata ridurrà l'afflusso di sangue verso la ferita. Questo limiterà il sanguinamento, il gonfiore e l'ematoma.

Altra raccomandazione è quella di non effettuare sciacqui nelle prime 24 ore. Ogni qual volta effettui uno sciacquo o peggio ancora sputi quello che senti in bocca, probabilmente vai a rimuovere il coagulo di sangue che si sta formando sopra la ferita. Questo comporterà la ripresa del sanguinamento. Al contrario, in caso di sanguinamento dovrai tenere una garzina compressa sulla ferita per almeno 20 minuti. Questo favorirà l'arresto del sanguinamento e la formazione di un coagulo sanguigno.

A tal proposito, perlomeno il giorno dell'intervento sarà utile praticare una dieta fredda: l'uso di cibo caldo può provocare una dilatazione dei vasi sanguigni in corrispondenza della zona operata, favorendo di conseguenza il sanguinamento. Sempre a proposito della dieta da seguire, andrebbe eseguita una dieta con cibi morbidi per 40 giorni.

Questo non significa mangiare pastina per un mese e mezzo ma significa mangiare senza strafare. Ad esempio, al pane croccante si preferirà il pane al burro; alla bistecca si preferirà l'hamburger. Questa raccomandazione serve a non sollecitare in maniera eccessiva gli impianti ancora in via di guarigione. Il tuo dentista ti fornirà inoltre una terapia farmacologica da seguire. Cosa fondamentale è rispettare i dosaggi e gli orari previsti.

Solitamente questa terapia prevede:
- **l'antibiotico:** che serve a ridurre il rischio di infezioni. Uno di quelli maggiormente indicati per le infezioni della bocca è *l'amoxicillina*;
- **l'antinfiammatorio:** che, invece, serve per ridurre il gonfiore ed il dolore dopo l'intervento. Esempi sono il *nimesulide, il ketoprofene, l'ibuprofene*;

- **Gli antiedemigeni:** che sono farmaci che riducono l'edema, cioè il gonfiore, ed appartengono alla famiglia dei cortisonici. È molto importante nei giorni seguenti all'intervento mantenere la ferita disinfettata. In particolare, con l'uso collutori o gel a base solitamente di *clorexidina.* Questa sostanza è un ottimo disinfettante per le ferite della bocca. Il suo utilizzo varia a seconda delle concentrazioni dai 10 ai 15 giorni con una somministrazione di due volte al giorno.

Il collutorio viene usato dopo aver lavato i denti. Solitamente è pre-diluito e quindi non va mescolato con acqua. Va tenuto in bocca per 30 secondi e poi sputato. Seguendo questi semplici consigli, potrai, quindi, godere di un decorso post-operatorio senza problemi.

RIEPILOGO DEL CAPITOLO 4:

- SEGRETO n. 1: dopo un intervento *di implantologia computer guidata* il medico ti prescriverà una terapia farmacologica che va seguita con massima attenzione.

- SEGRETO n. 2: nei giorni seguenti all'intervento la ferita va disinfettata con un collutorio apposito o con un gel.

- SEGRETO n. 3: per prevenire il sanguinamento della ferita va fatta una dieta fredda, vanno evitati i risciacqui e va applicato del ghiaccio.

- SEGRETO n. 4: nei primi 40 giorni seguenti all'intervento è consigliabile effettuare una dieta morbida

- SEGRETO n. 5: *l'implantologia computer guidata* causa disagi post-operatori molto più attenuati rispetto alla chirurgia classica.

Conclusione

La tua bocca è qualcosa di molto prezioso. Spesso i denti e la bocca vengono considerate qualcosa di secondario. Tuttavia, come ampiamente esposto sono sia dal punto di vista estetico che masticatorio di fondamentale importanza.

I denti sono, con gli occhi, la prima cosa che notiamo quando incontriamo una nuova persona. Allo stesso modo la digestione comincia proprio con la bocca, grazie ai denti con i quali andiamo a sminuzzare il cibo. Nella saliva, invece, sono presenti degli enzimi deputati a digerire gli alimenti che assumiamo.

Abbiamo visto quanto i denti ed il sorriso siano importanti per la nostra salute generale. Sorridere riduce lo stress, migliora l'umore, riduce la pressione sanguigna, rafforza il sistema immunitario. Il sorriso viene usato oggi a scopo terapeutico. Basti pensare allo "Yoga della risata". Spero quindi di avervi convinto in questo testo a curare i vostri denti e il vostro sorriso, armi preziose da non sminuire o sottovalutare.

Nei capitoli precedenti, abbiamo poi visto come la tecnologia è entrata prepotentemente nell'odontoiatria quotidiana. Questo ha semplificato notevolmente la vita del dentista. Gli ha fornito delle armi straordinarie: *sedazione cosciente, anestesia computerizzata, implantologia computer guidata, radiografie tridimensionali, scanner intraorale.*

Queste armi non solo semplificano la vita dell'odontoiatra ma e soprattutto dei pazienti, in particolare di coloro che per paura hanno sempre rinunciato al sorriso che tutti meritano di avere. Spero di averti fornito delle informazioni utili e nuove. Se fino ad oggi avevi delle scuse più o meno valide per rimandare le tue cure odontoiatriche, ora spero tu sia cosciente di non averle più.

L'implantologia computer guidata è l'evoluzione dell'implantologia dentale. Come nei più svariati ambiti della medicina, anche nell'implantologia si cerca di essere sempre più conservativi e precisi. In quest'ottica può essere una considerata una microchirurgia. Il ricorso ad essa rende gli interventi notevolmente più rapidi e confortevoli per i pazienti. Si ha, infatti, una notevole riduzione del gonfiore, dolore e sanguinamento post-operatorio. Allo stesso modo, migliora notevolmente la precisone nell'inserimento degli impianti. Essa, infatti, non è più vincolata alla precisione della mano del chirurgo ma alla precisione della tecnica e degli strumenti usati. Se sei giunto nella lettura di questo libro fin qui, spero di averti quantomeno incuriosito ad approfondire l'argomento. Nel caso ti consiglio di visitare i siti:

https://www.implantologiadentalebarletta.it/
https://www.implantologiapalladino.it/

Prima di salutarci voglio mostrarti qualche esempio di persone che come te per anni hanno convissuto con gravi problemi dentari, Bene! Questi pazienti oggi sorridono fieri dei loro denti!

Caso 1:

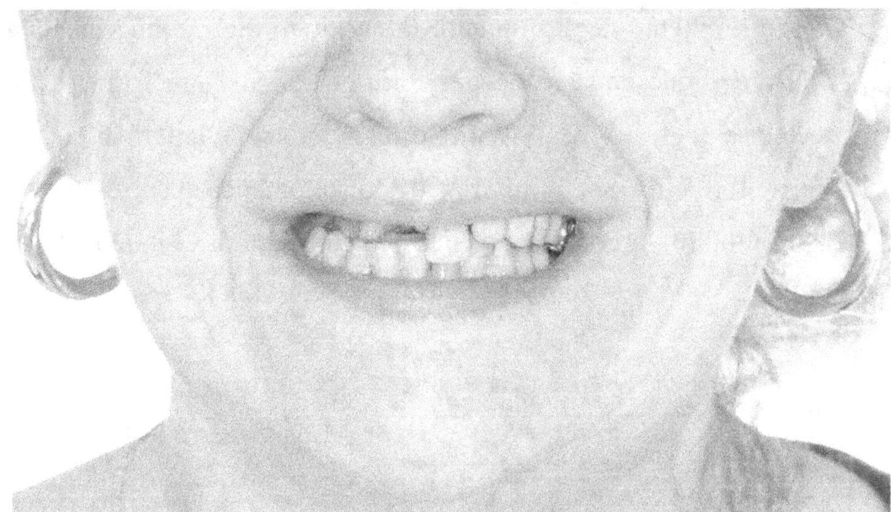

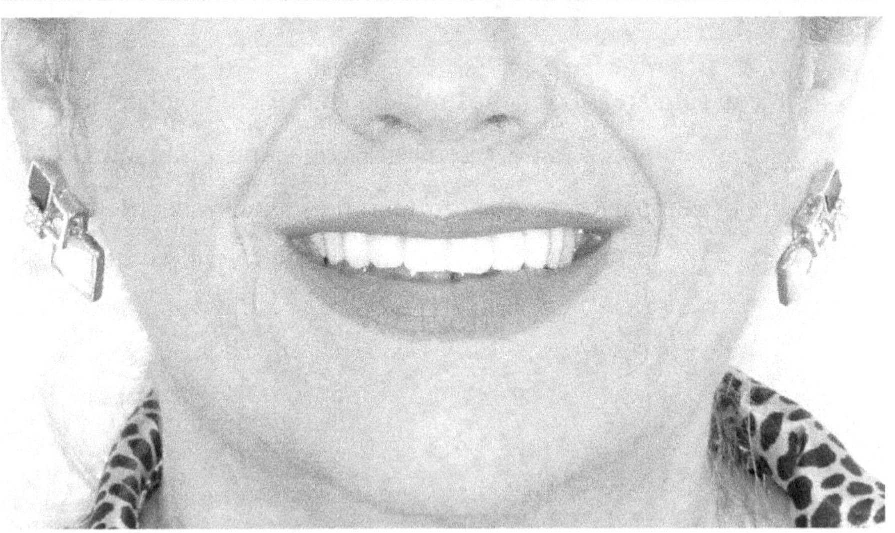

Caso 2:

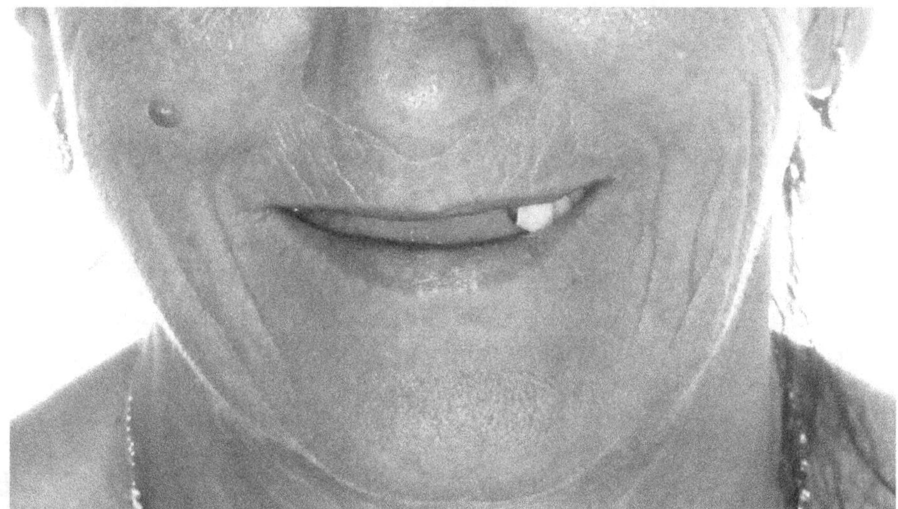

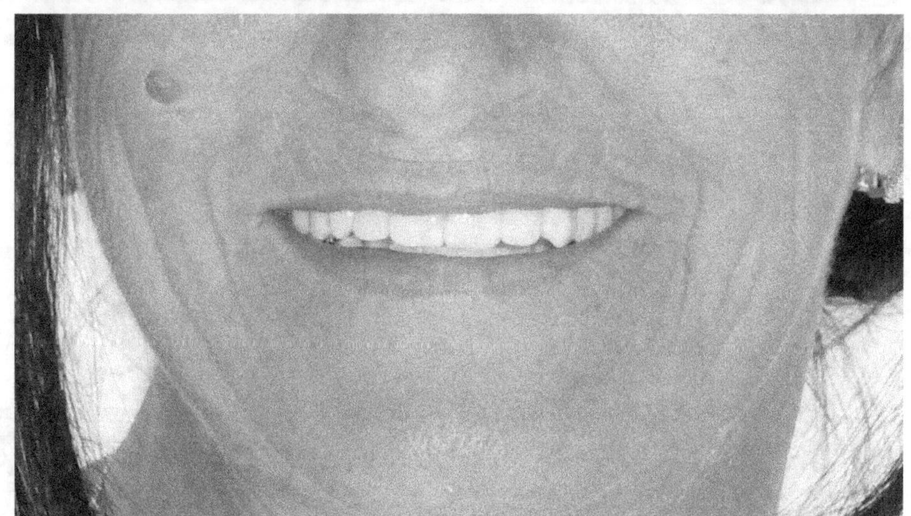

Caso 3:

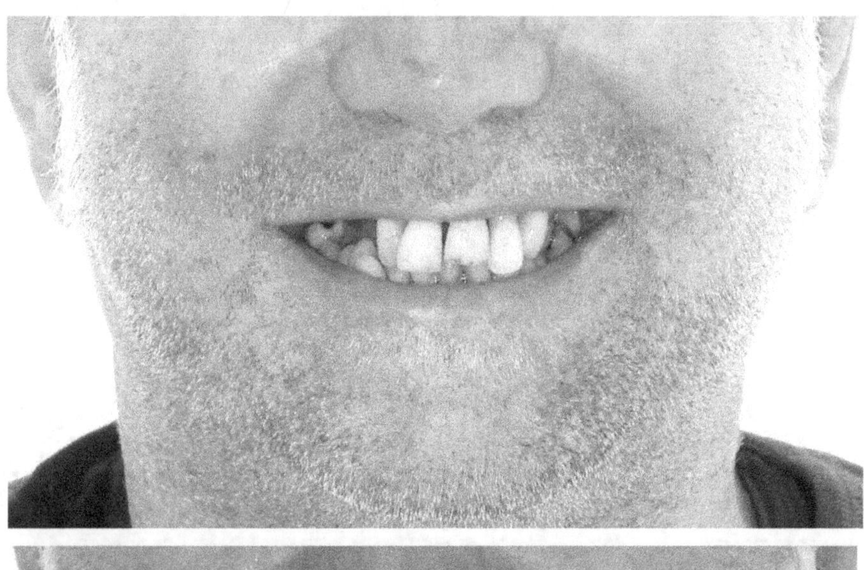

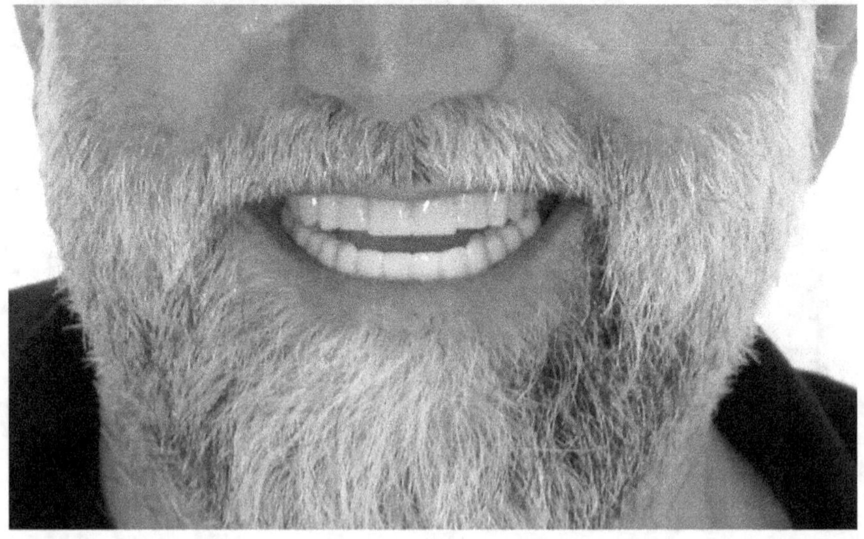

Da oggi non c'è nulla che possa impedirti di sorridere, neanche la paura del dentista. Ora tocca a te! Come diceva Jim Morrison: *"La vita è come uno specchio: ti sorride se la guardi sorridendo"*.

Grazie mille.
Antonio Palladino